JN205195

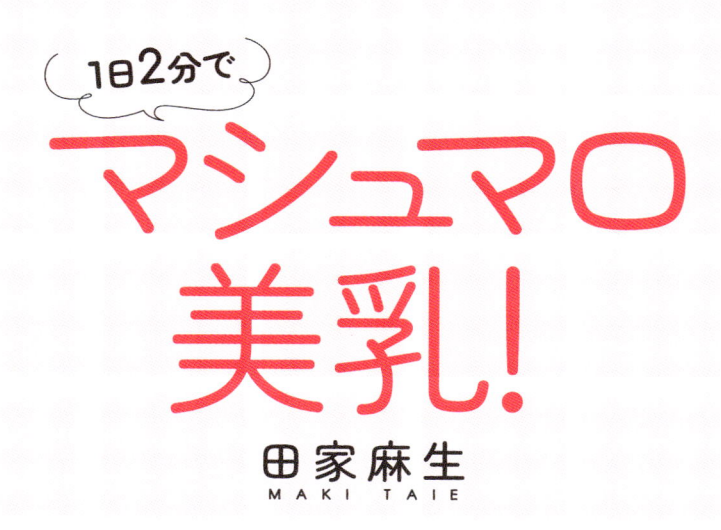

1日2分で

マシュマロ
美乳!

田家麻生
MAKI TAIE

イースト・プレス

はじめに

昔からバストにコンプレックスを抱いていた私は
なぜ女性らしい大きさの、柔らかくてキレイな形のバストになれないのか？
どうしても知りたいと思っていました。
そしてあらゆる美容法をためしてきましたが、三日坊主タイプでした。
少しためしては、「すぐ」得られないんじゃないか、という気持ちになって
何度も諦めてしまったのです。

焦る気持ち、急ぐ気持ち、欲しい気持ちが高まれば高まるほど
イライラしたり、自分を責めてしまったり。
体調を崩したり、ギックリ腰にも何度もなりました。

その経験を経て、身体をケアする仕事に携わるようになり、
本当に有効な美容法を追求し、幅広い視野で研究してきました。

その中で、
「心と身体はつながっている」
ということを知りました。
美しい身体のためには、身体のケアはもちろんのこと、
心をケアすることが必要不可欠だと気づいたのです。

そしてその状態をわかりやすく表すのが、女性のバストだということも。

私たちは普段、いろいろなことを我慢し、感情を押し殺して暮らしています。
それがストレスとなってメンタルをダウンさせ、筋肉をもかたくします。
そしてバストにも大きな影響を与え、
垂れたり乳首が離れたりする原因になっているのです。

逆に言うと、かたくなった筋肉を緩めることは、
バストを柔らかくするとともに、精神の圧迫も緩めることです。
さらに、心を柔らかくし、女性の象徴である胸をふわふわで魅力的にすることが
自信を生み、ポジティブな人生を手に入れることにつながるのです。

私自身このメソッドを実践してきた中で、気づいたことがもうひとつあります。
以前の私は、人の目や評価を何よりも気にしていて、その延長線上に美容がありました。
けれど、人それぞれ価値観が違うということを理解し、
人のためのキレイを求めることをやめたのです。
最近では、自分のことを深く知り、
自分にとって納得のいくキレイを探すことを優先しています。

実はバストは、形も、柔らかさも、ハリやツヤも、大きさも、自由自在に変えられるのです。
「1日たった2分」のストレッチで、それが叶います。
この本では、そのストレッチとメンタルのアプローチを紹介します。
自分好みのバスト、自分が求める人生をめざして、一緒にはじめましょう。

女性としての自信、ひとりの人間としての自尊心を取り戻し
心身ともに幸福度を高めながら、自分らしい人生を手に入れましょう！

田家麻生

C O N T E N T S

この本の使い方

この本は、ふわふわで上向きなバストを手に入れる〈マシュマロ美乳ストレッチ〉と、バスト
を内面から柔らかくするメンタルコラム〈ココロ・ナビ〉とマンガで構成されています。
1日2分のストレッチを行いながら、コラム&マンガでマインドセット!
これを12週間続けて、なりたい自分へと変わっていきましょう。
ここでは、それぞれのポイントをお伝えします。

マシュマロ美乳ストレッチ

場所

角のある壁がベストですが、角のない壁でも、
腕を引っかけるポイントを見つけて、
どこでも取り入れやすい場所で行ってください。

時間

1日の中でいつでも大丈夫!
生活リズムをつくることが大切なので、朝起きてすぐ、
仕事の休憩時間に、会社のトイレで、帰宅後に、などなど、
自分で取り入れやすいタイミングをある程度決めると、続けやすくなります。

服装

一番いいのは変化がすぐにわかる服装です。
それが無理でも、さわったり鏡で見たりしやすいお風呂上がりに、
毎日バストチェックをしてみてください。
＊毎日バストの写真を撮ると、より小さな変化を感じ取りやすいです。

基本的な手足の置き方

足は写真のように、
踏んばれるように
少し開くようにしましょう。
壁（壁の角）に腕の筋肉を
固定させることが、
効果アップにつながります。

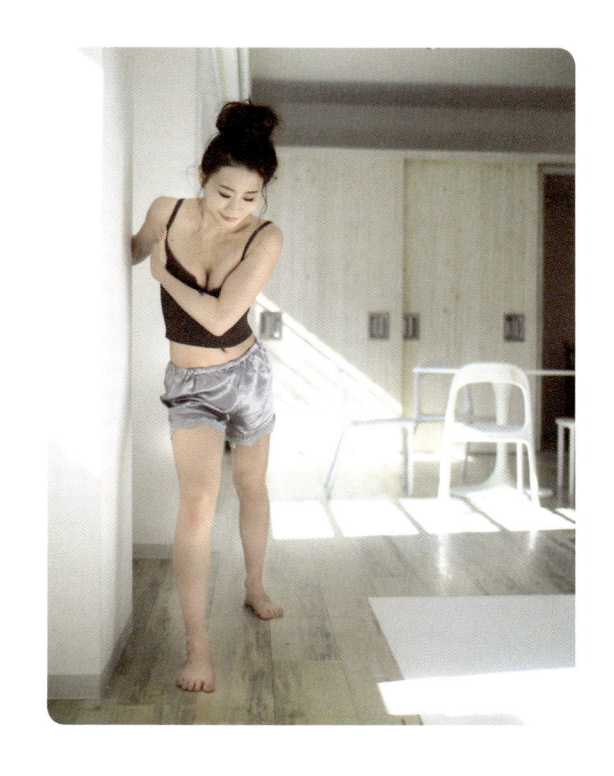

その他の注意点

1.
腕は生まれてから使い続け酷使しているので、
疲労の蓄積をされている方がほとんど。
急に運動をすると筋肉痛になるように、疲労が蓄積した箇所を急に伸ばしたりした時に、筋肉痛のような痛みやだるさを感じることがあります。
そのような痛みやだるさは、やり続けると軽減していきますが、無理は禁物です。
もし、スジや骨に違和感を覚える場合は、すぐに中止してください。
「痛いけど伸びている」ようなイタ気持ちいい体感が、身体に効いている感覚です。

2.
手足や腰などにケガをされている方、以前ケガをされた方は、
医師に相談のうえ、無理をしない程度に取り入れていただくことをおすすめします。

3.
効果には個人差があります。

1週間ごとに感じられる効果

ストレッチをはじめて1週間後に感じられる効果を、
ストレッチ後のページで確認できます。
自分の努力が形となって現れたことを実感しながら、
モチベーションを保っていってください。

12週を通して得られる総体的な効果

- バストが軽くなったのに、量が増してふわふわになる。
- ボリューム感が増す。
- 垂れが改善される。
- 離れ乳が内側に寄り、谷間がつくりやすくなる。
- 肩が下がり、鎖骨が出る。
- 腕が軽くなり、回しやすくなる。
- ウエストのくびれ。
- 輪郭がシュッとして小顔になる。
- 首が長くなる。
- 顔のトーンが上がる。

バストアップ以外の効果

このストレッチは、バストアップ以外にも、
肩こり、首こり軽減などの身体の変化を感じていただけます。

ココロ・ナビ＋マンガ

心を柔らかくするコラムと、メンタルのしくみをわかりやすく解説するマンガ。
自分を見つめ、新たな気づきと自信を得るための扉を開くカギとして、
自分のインナーチャイルド（本質）に語りかけるような気持ちで読んでみてください。

メンタル書きこみノート

ストレッチのモチベーションを上げたり、自分の気持ちの本質を見つける
手がかりにしていただけるページです。リラックスして書きこんでみてください。

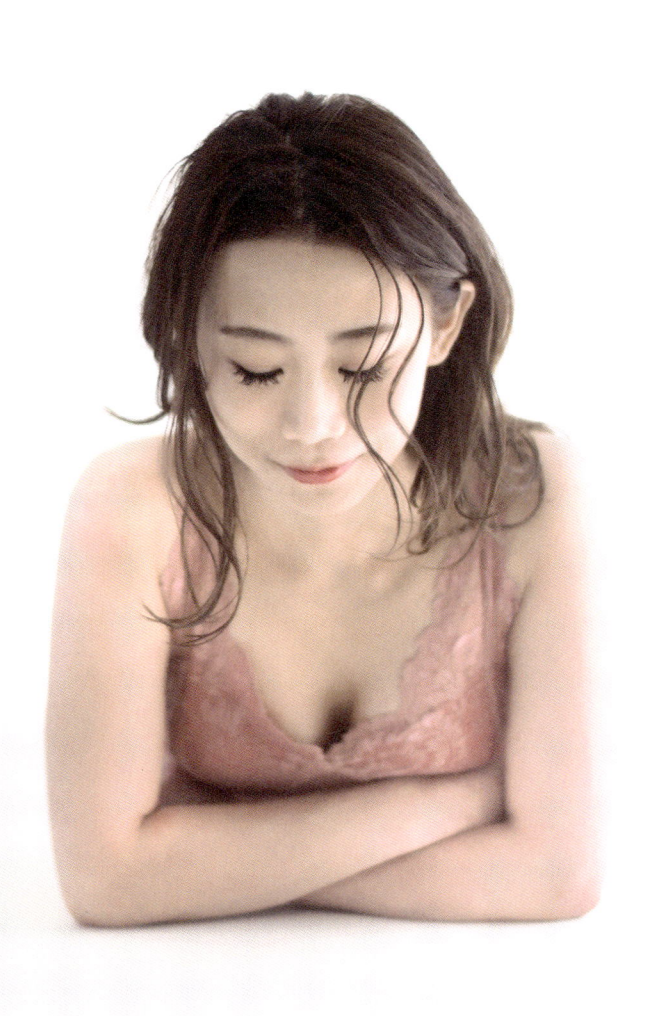

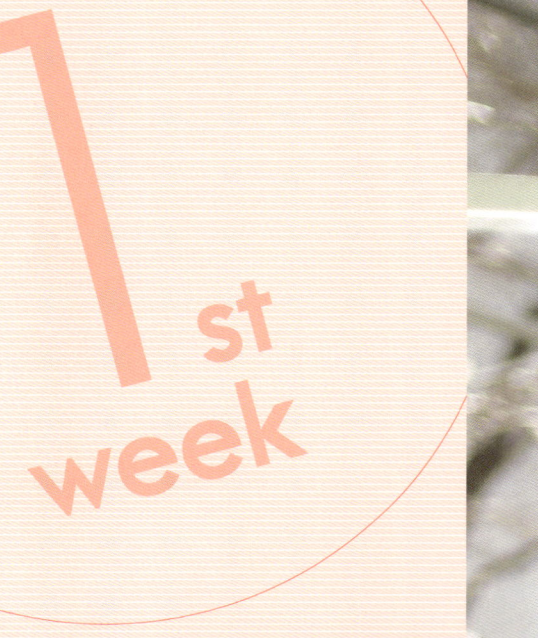

1 st week

変化する決意を
Make up your mind to change.

魅力的な女性はとにかく素直だ。

欲しいものは、「欲しい」とちゃんと言える。

だから、動ける。得られる。

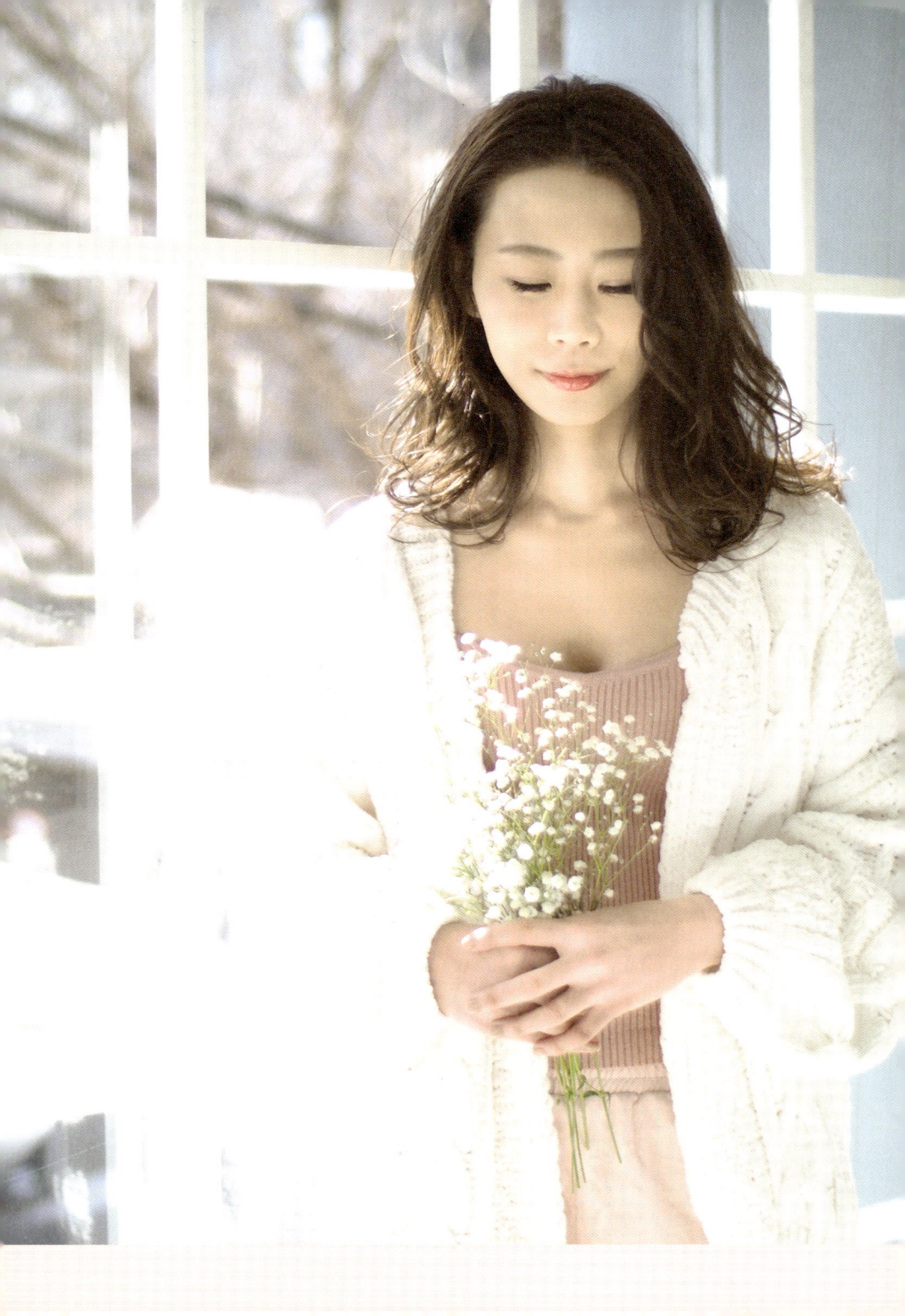

マシュマロ美乳ストレッチ

美乳へのベースづくり!

1st week

腕・ワキにお肉は家出中。
バストに移動させるために土台をつくっていきましょう。

Point

腕を壁に引っかける。

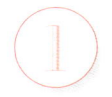

ワキをグーッと
伸ばす。

Point

手と同サイドの足を
前に出す。

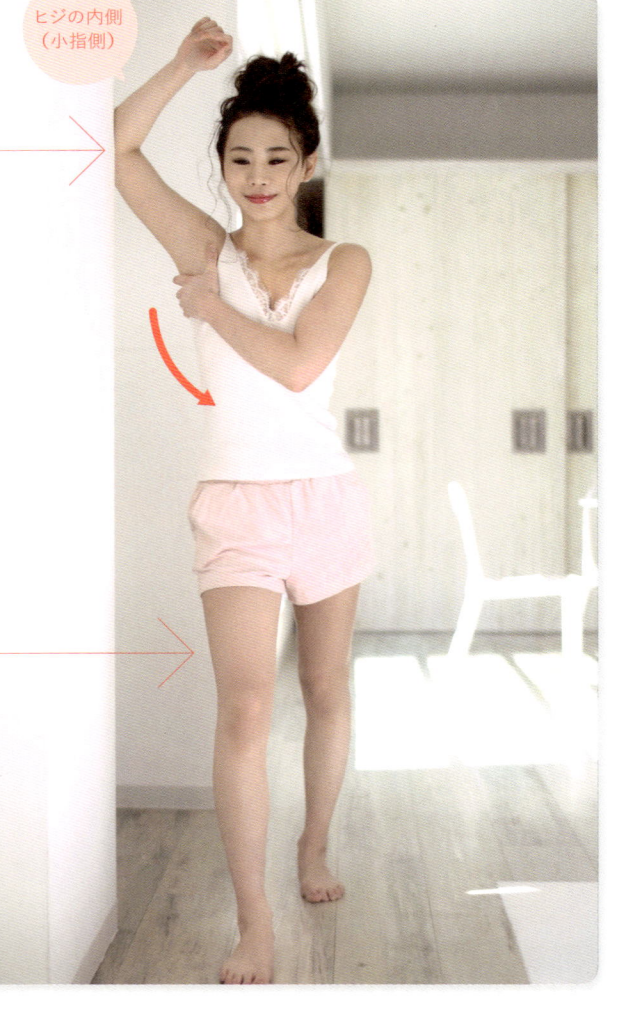

ヒジの内側
（小指側）

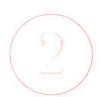

ワキ肉をしっかりと
キャッチ。

Point
指先が肩甲骨に触れるように。

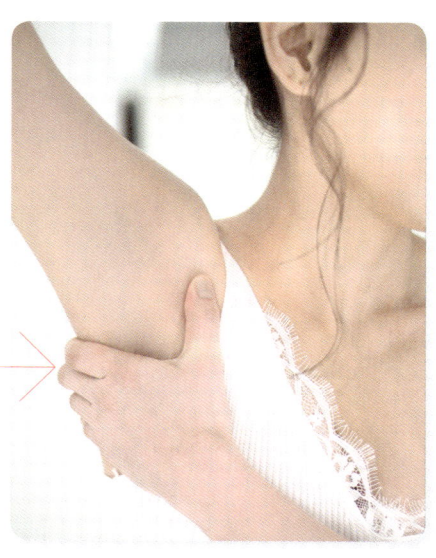

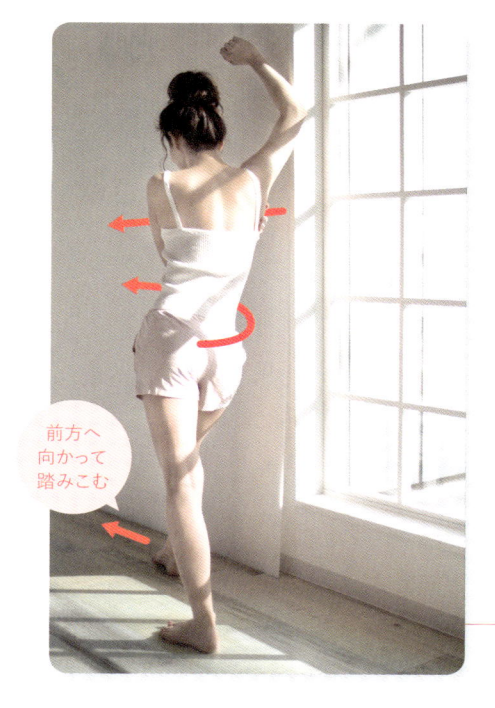

前方へ
向かって
踏みこむ

ワキ肉をバストの方へ
グッと引っ張る。

Point
グッと引っ張る時、「はー」とため息をつくように吐き
ながらゆっくり伸ばしていくのが効果的。

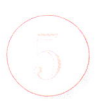

スジが伸びている体感が
あるのを確認し、
1分間静止する。

逆サイドも同じように行う。

美乳へのベースづくり！
1st week

1 週 間 続 け た あ と の 身 体 の 変 化

・バストの外側に
柔らかい
お肉ができる

できていたら
チェック！

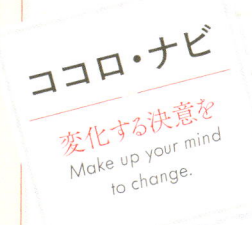

魅力的な女性は素直な人が多い。

欲しいものを欲しいと言える素直さが、

行動に移せる強さになるから。

すぐに得られるはずがない、なんて諦めていませんか？

そうやって自分の可能性に

フタをしてしまうなんてもったいない。

素直さが、自分を輝かせることを知りましょう。

自分の可能性が、無限に広がっていることに気づきましょう。

まずは、どんな状況や心境であっても、

自分が自分の味方となり、手に入れると決めることです。

「自分は得られる人だ」という心が、

夢を叶え、幸せへと導いてくれるのです。

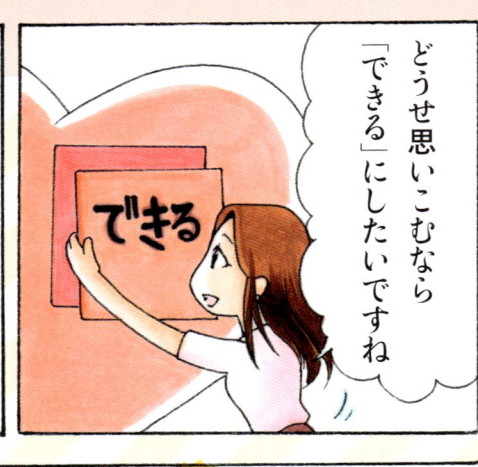

どうせ思いこむなら「できる」にしたいですね

できる

そのためには「覚悟」が必要です

覚悟をすりこむ「願かけ」お守りアイテムを買うのがおすすめです

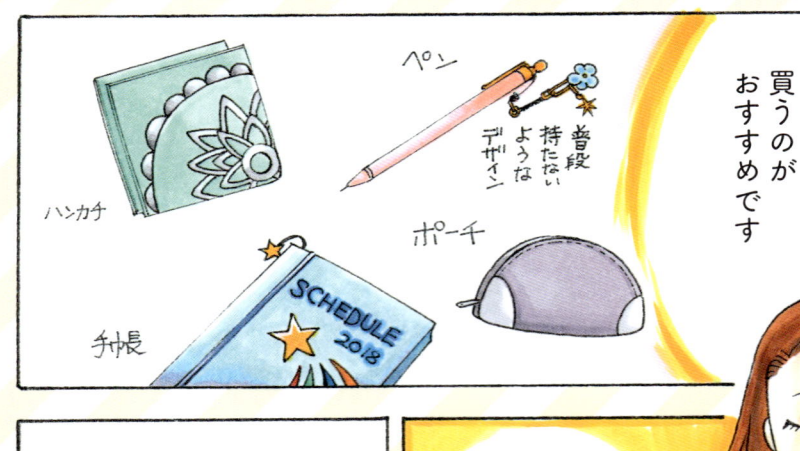

ハンカチ

ペン

普段持たないようなデザイン

ポーチ

手帳

SCHEDULE 2018

それを見るたび「願い」は思い出され「今日もエクササイズしよう」のやる気スイッチになります

今週はエクササイズが習慣化するマインドセットをしましょう!!

変化する「覚悟」はできた？

＊マンガは右ページからお読みください。

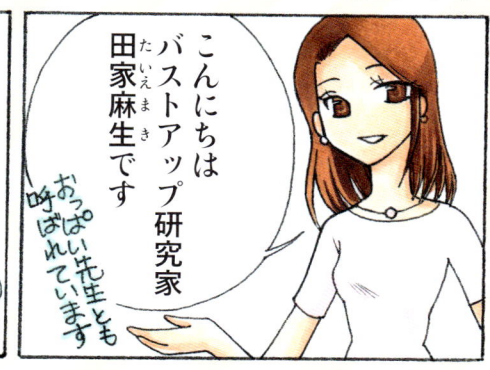

こんにちは
バストアップ研究家
田家麻生（たえまき）です

おっぱい先生とも呼ばれています

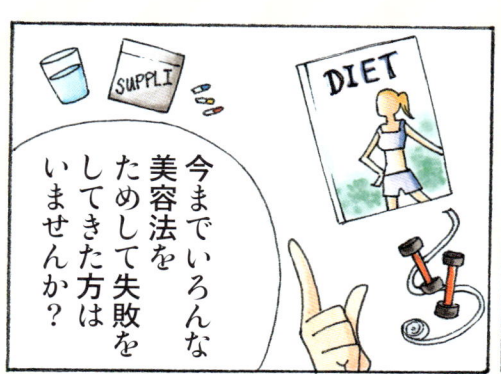

今までいろんな美容法をためして失敗をしてきた方はいませんか？

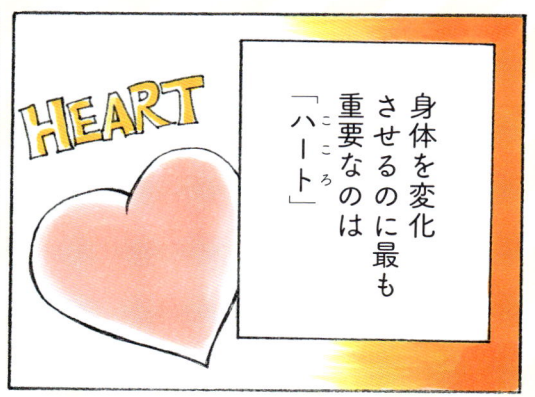

身体を変化させるのに最も重要なのは「ハート（こころ）」

HEART

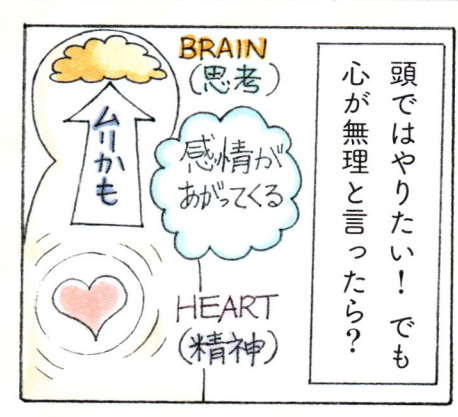

BRAIN（思考）

ムリかも

感情があがってくる

HEART（精神）

頭ではやりたい！でも心が無理と言ったら？

問題はハートにすりこまれた「思いこみ」

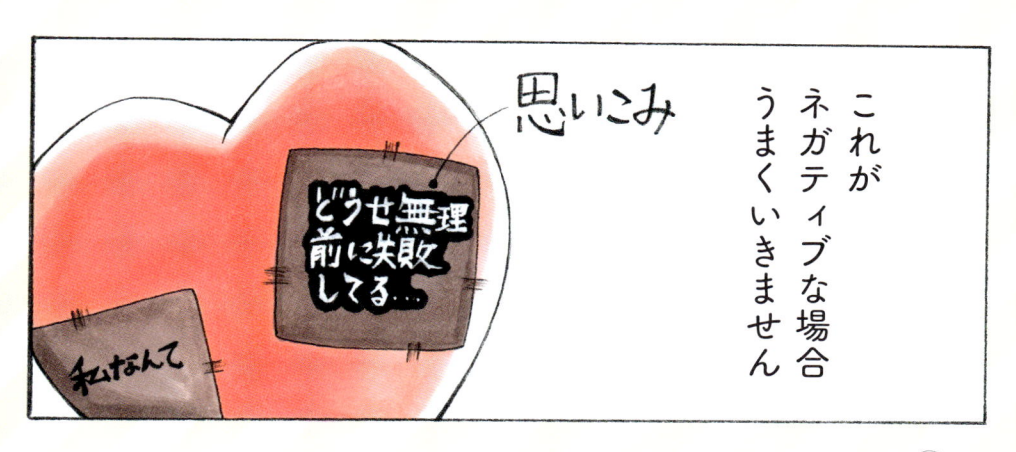

思いこみ

どうせ無理 前に失敗してる…

私なんて

これがネガティブな場合うまくいきません

私にとって「キレイ」とはなんだろう?

人それぞれ価値観が違う。

だったら私は、自分にとって一番似合うものを探したい。

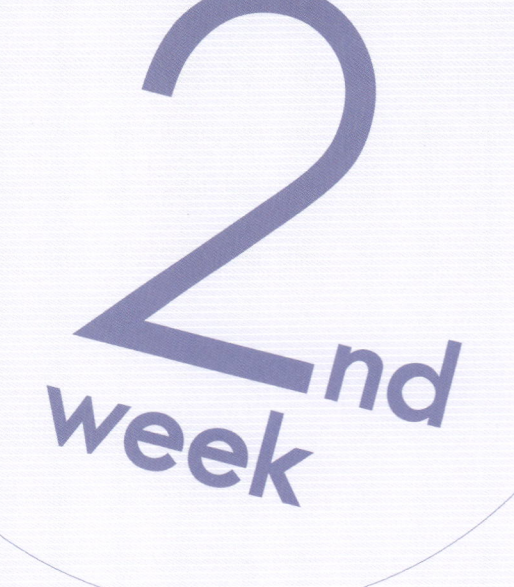

もっとキレイになる

You will be more beautiful.

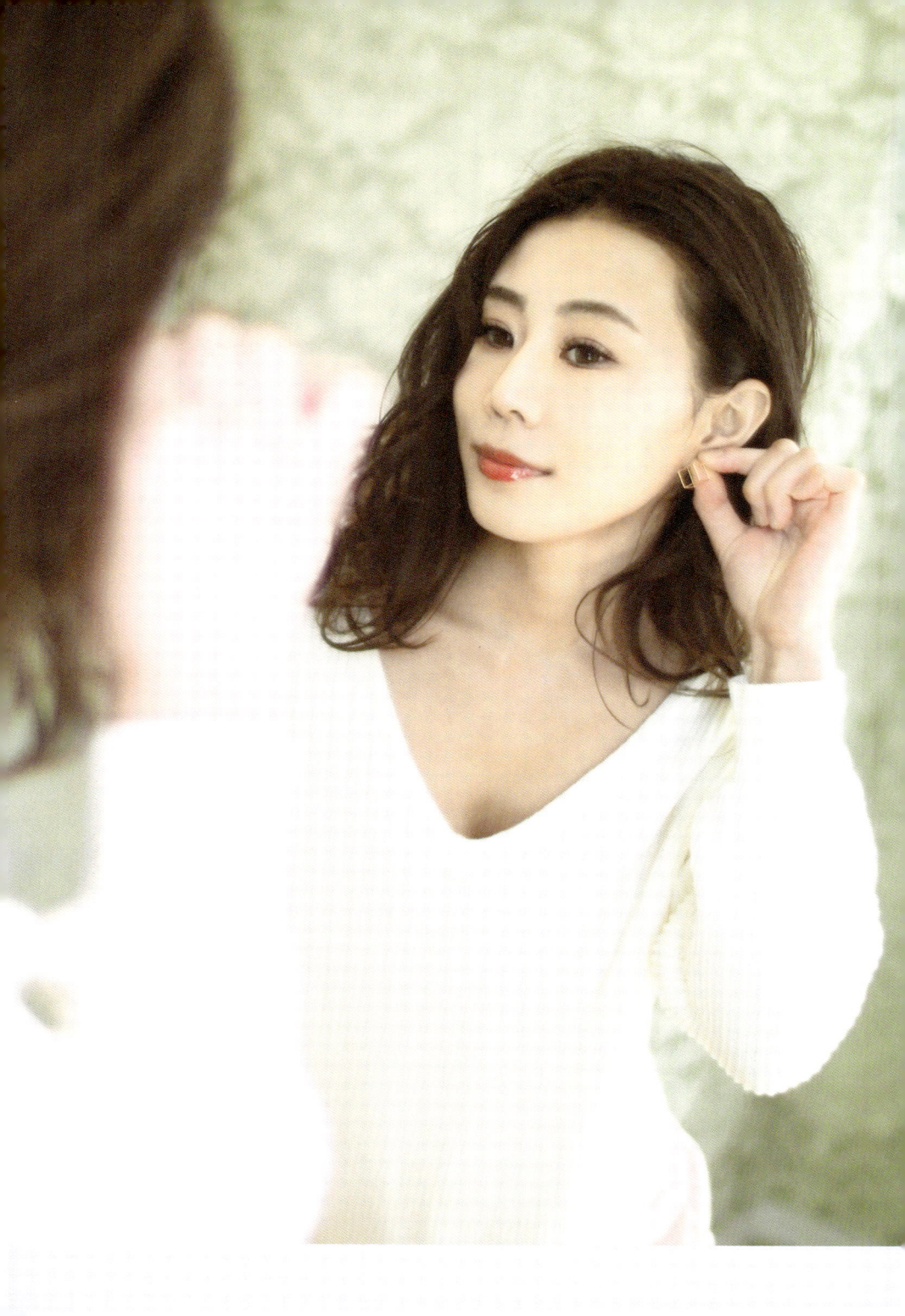

おわん型バストへ!

2nd week

理想の丸みのある立体的なバストの
土台をつくっていきましょう。

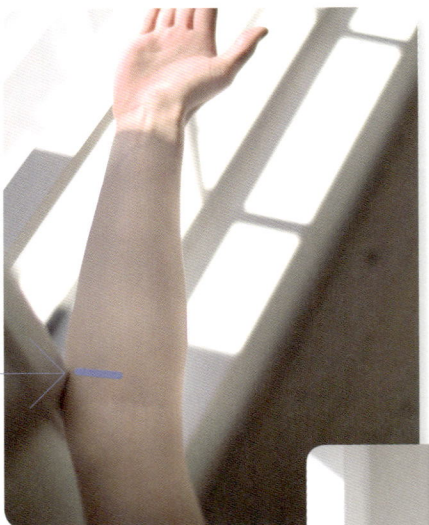

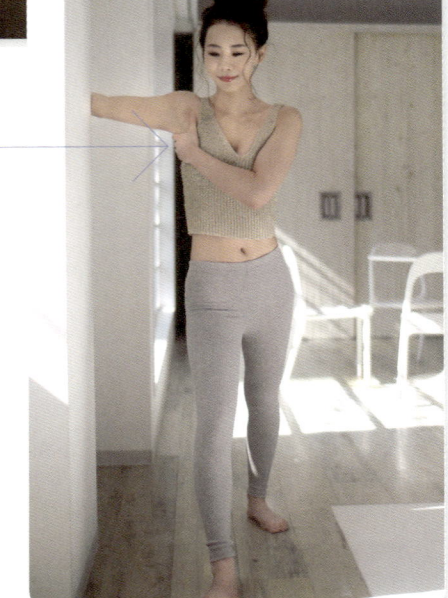

$\bigcirc{1}$

腕を肩の
少し斜め上の
位置にセット。

Point

腕の内側を
壁に当てる。

Point

指先が肩甲骨に触れるように。

$\bigcirc{2}$

ワキ肉をしっかりと
キャッチ。

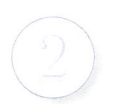

ワキ肉をバストの方へグッと引っ張る。

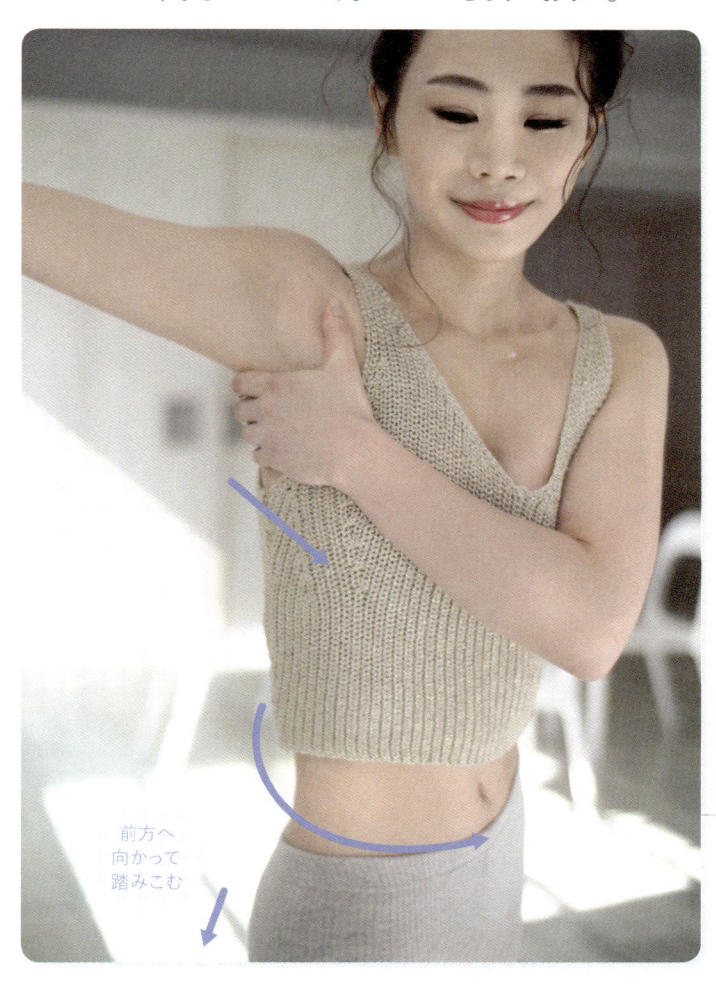

前方へ
向かって
踏みこむ

Point

グッと引っ張る時、「はー」とため息をつくように吐きながらゆっくり伸ばしていくのが効果的。

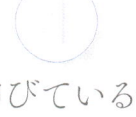

スジが伸びている体感が
あるのを確認し、
1分間静止する。

逆サイドも同じように行う。

1 週 間 続 け た あ と の 身 体 の 変 化

・バスト外側が
少し丸みを帯びる

できていたら
チェック！

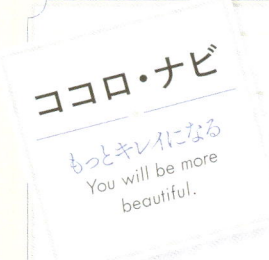

自分にとってのキレイとは？

価値観や個性は人それぞれ違うものです。
一番似合うキレイもそう。
自分自身の個性や魅力を引き出し、輝きを与えてくれる
そんなキレイをイメージしてみましょう。

まずは憧れからスタートしてもいいのです。
憧れが現実になると思ったら、胸が踊りませんか？

自分が一番似合うものをイメージしながら
胸を張って歩ける自分になっていけるのです！

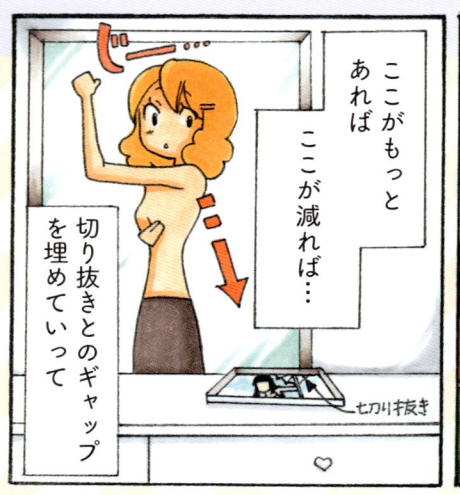

切り抜きとのギャップを埋めていって

ここがもっとあれば

ここが減れば…

↑切り抜き

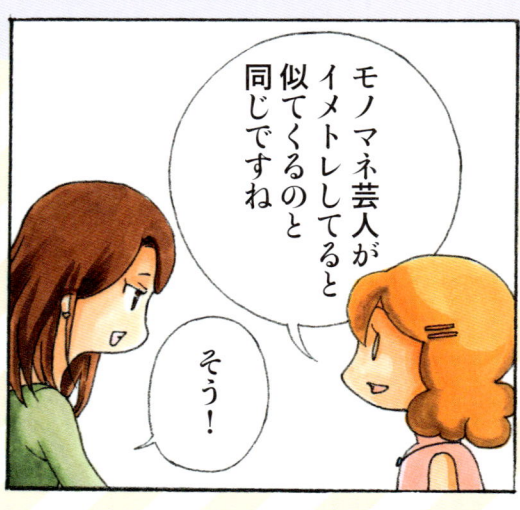

モノマネ芸人がイメトレしてると似てくるのと同じですね

そう！

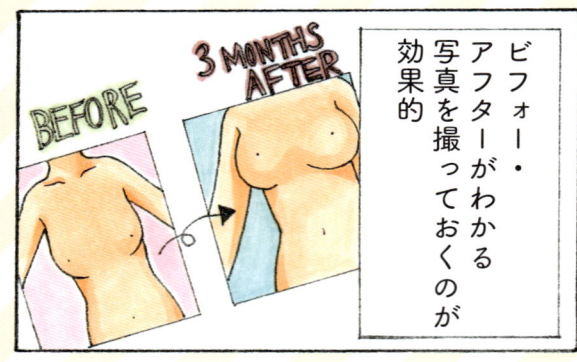

ビフォー・アフターがわかる写真を撮っておくのが効果的

BEFORE

3 MONTHS AFTER

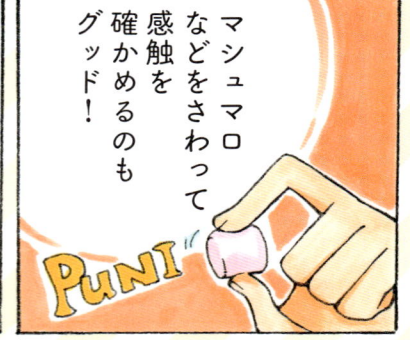

マシュマロなどをさわって感触を確かめるのもグッド！

PUNI

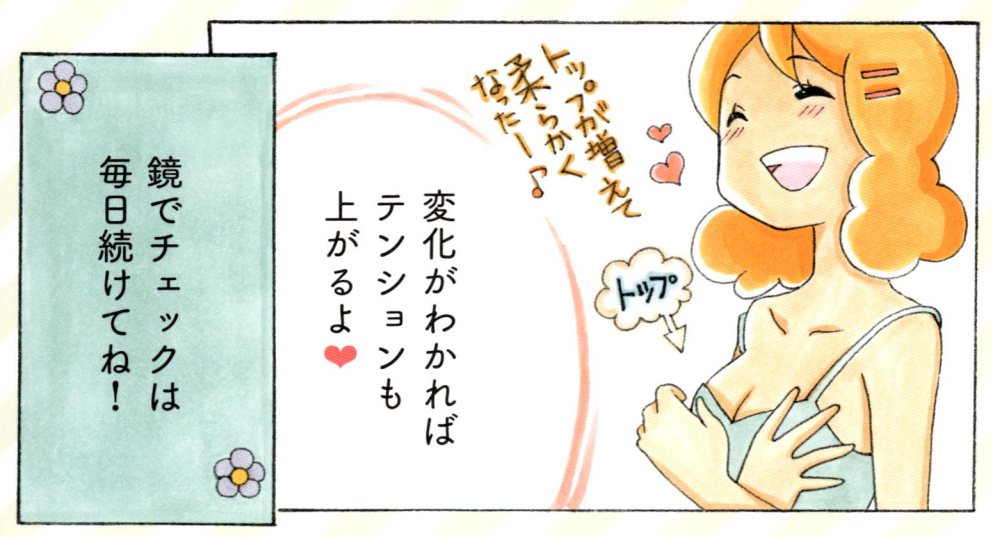

鏡でチェックは毎日続けてね！

変化がわかればテンションも上がるよ ♥

トップが増えて柔らかくなったー♪

トップ

理想をイメージングしよう

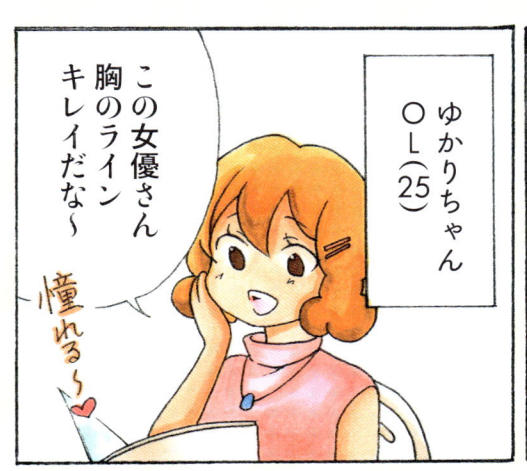

この女優さん
胸のライン
キレイだな〜

憧れる〜♡

ゆかりちゃん
○L（25）

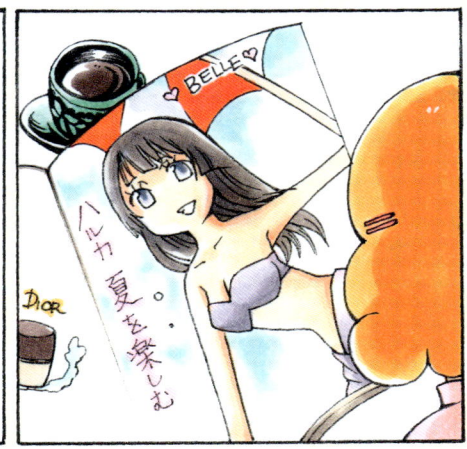

BELLE♡
ハルカ 夏を探しむ
DIOR

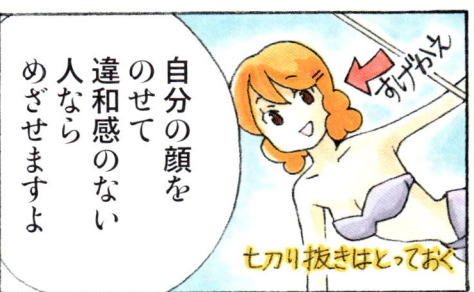

自分の顔を
のせて
違和感のない
人なら
めざせますよ

すげかえ

切り抜きはとっておく

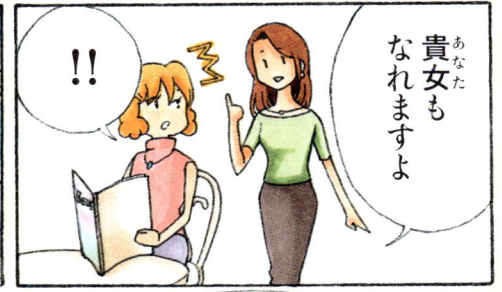

！！

貴女（あなた）も
なれますよ

↑このように具体的なイメージがあると GOOD

目から入った情報は
身体をかけめぐり
ホルモンを刺激
筋肉もそのイメージ（イメージ）に
近づくよう
動かしやすくなる

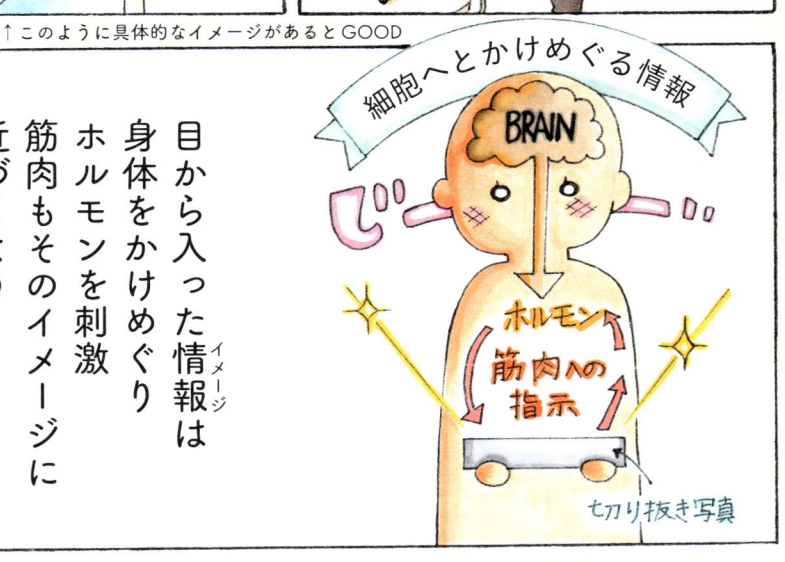

細胞へとかけめぐる情報

BRAIN

ホルモン
筋肉への
指示

切り抜き写真

メンタル書きこみノート

次の質問にあなたなりに答えてみてください。

手軽にできそうな、挑戦したいことはなんですか？

バストを一番変化させたいのはどこ？

＊たとえば、ボリューム・丸み・下乳・乳首の位置・離れ乳・垂れ乳など。

＊少しずつ変わっていくバストの変化を見逃さないで！

ひと息つくのを、自分に許したっていい。

焦ったり急いだりしても、早く進めるとは限らないから。

ちょっとひと息ついて、

また歩き出したほうが、うまくいく場合もある。

深呼吸でリラックス！

Take a deep breath and "Relax."

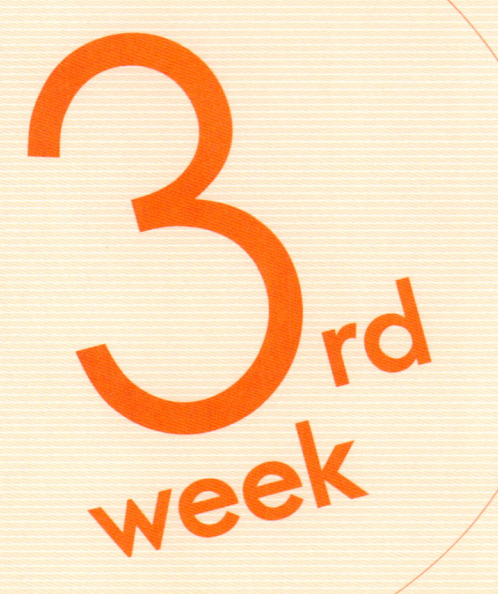

3rd
week

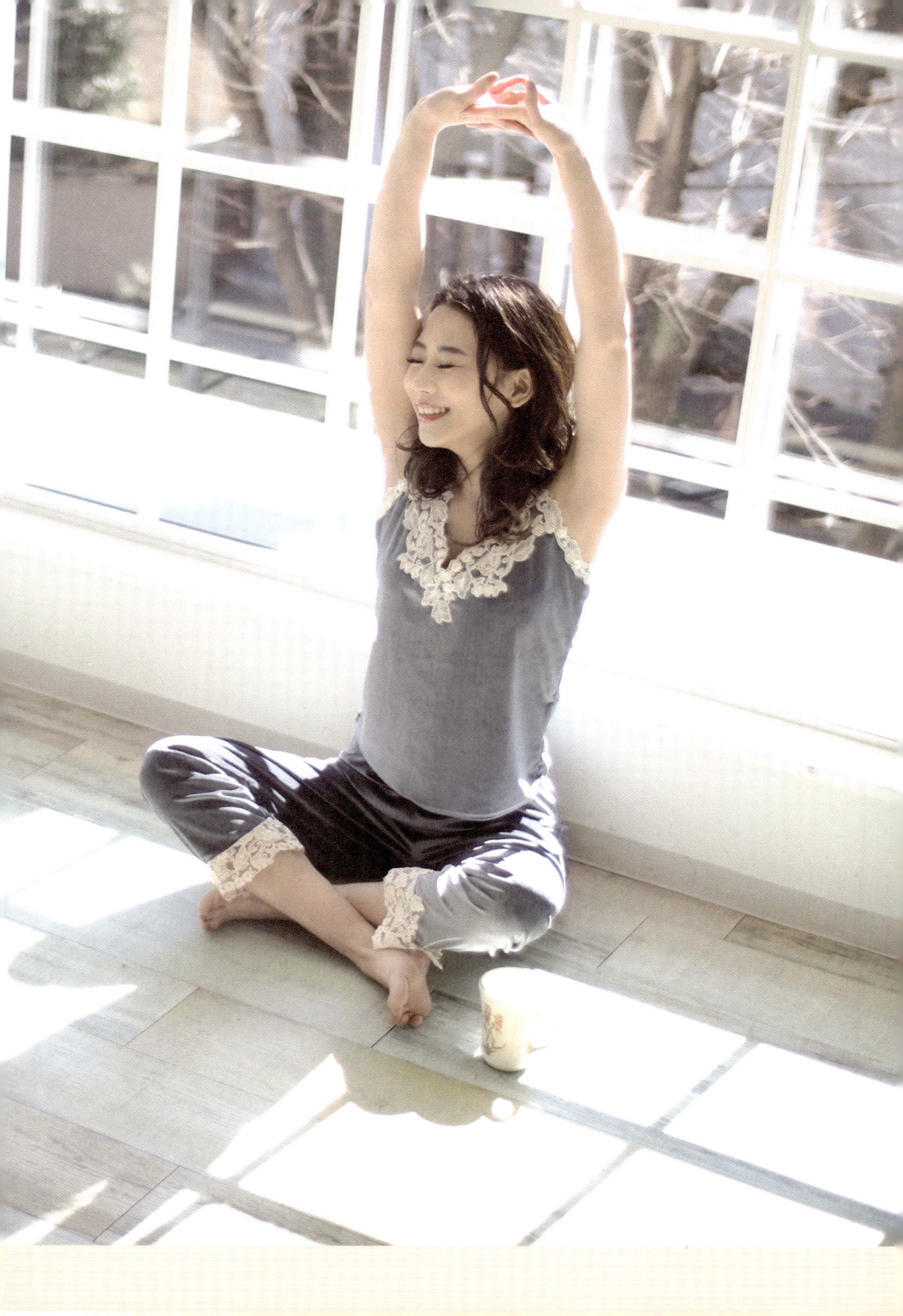

離れ乳、垂れ防止に!

3rd week

外側に流れにくいバストの
土台をつくっていきましょう。

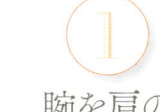

①
腕を肩の
少し下の位置に
セット。

Point
腕の外側を
壁に当てる。

Point
指先が肩甲骨に触れるように。

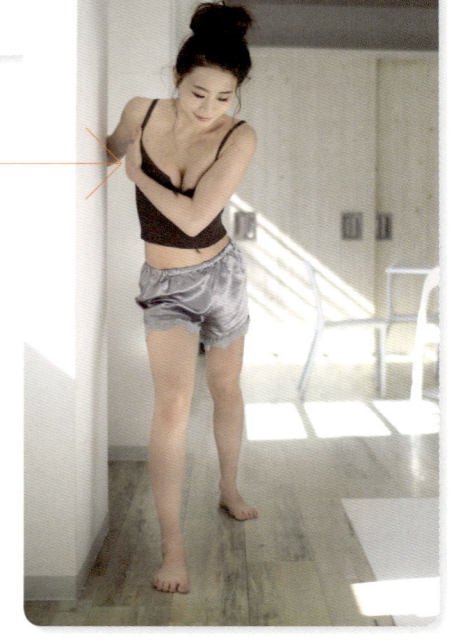

②
ワキ肉をしっかりと
キャッチ。

３

ワキ肉をバストの方へ
グッと引っ張る。

＊腕とバストを
引き離すイメージ。

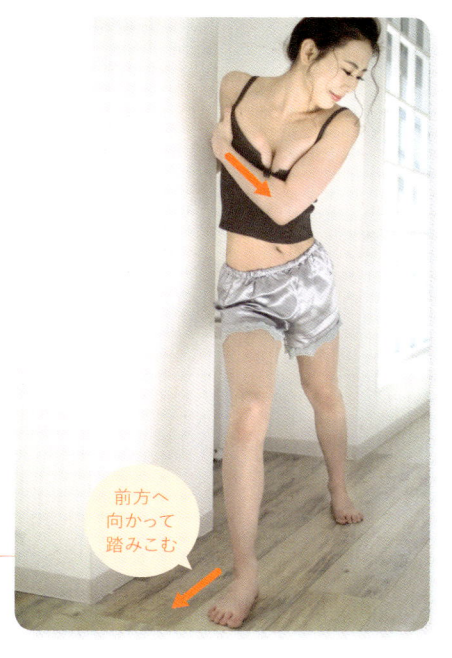

前方へ
向かって
踏みこむ

Point

グッと引っ張る時、「はー」とため
息をつくように吐きながらゆっく
り伸ばしていくのが効果的。

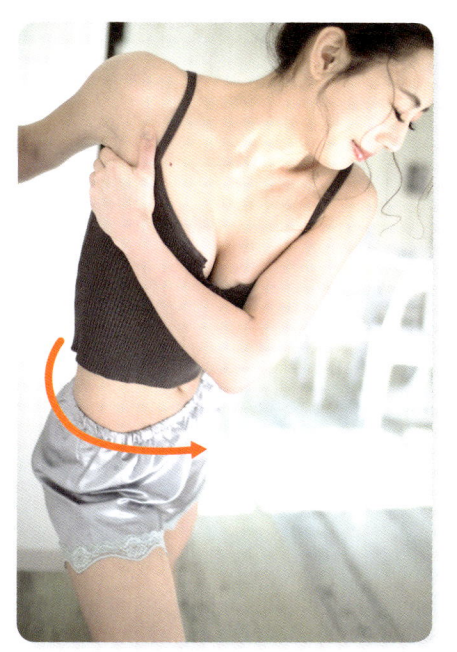

４

スジが伸びている体感が
あるのを確認し、
1分間静止する。

５

逆サイドも同じように行う。

１週間続けたあとの身体の変化

・バスト外側と
上の方が丸みを帯びてくる。
・乳首の高さが上がる。

↓

離れ乳・垂れ防止。

できていたら
チェック！

自分自身にひと息つくことを
許してあげて。

早く結果を得たいと焦る気持ち、
急ぎたい気持ちは誰にだってあります。
けれどそれが肉体の硬直につながり、
得たいものから遠のいてしまう原因にもなるのです。

ついがんばりすぎてしまう時は、
こう思うようにしてください。
「自分の身体や気持ちはガラスのように繊細だから、
大切にしてあげよう」

さらに空を見上げて大きく深呼吸して、
めいっぱい自然を感じてみてください。
そうやって身体を解放すれば、心も喜びます。

そして大切なのは、ON・OFFの切り替え。
心身ともにリラックスしたら、また一歩、
目標に向かって歩き出せるのです。

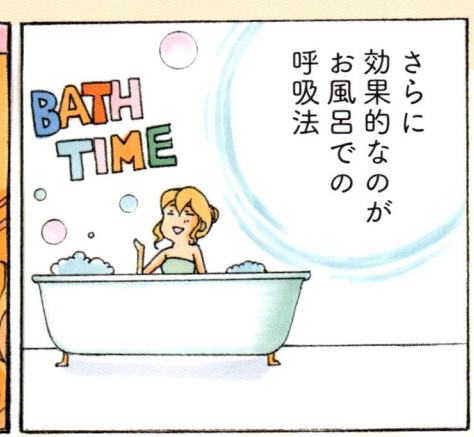

さらに効果的なのが
お風呂での
呼吸法

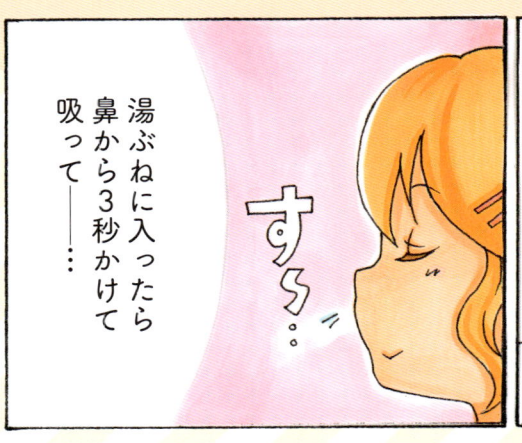

湯ぶねに入ったら
鼻から3秒かけて
吸って——…

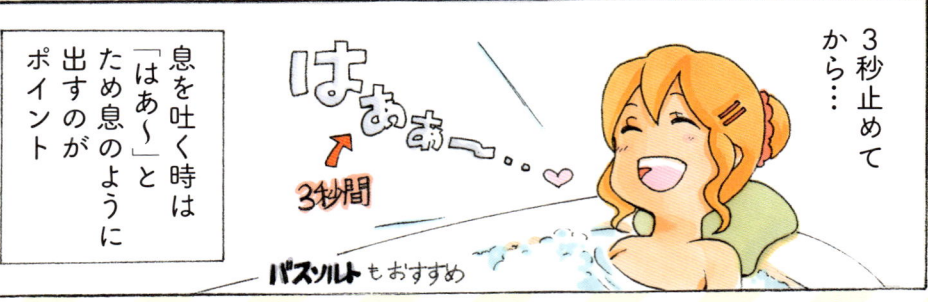

3秒止めて
から…

息を吐く時は
「はぁ〜」と
ため息のように
出すのが
ポイント

バスソルトもおすすめ

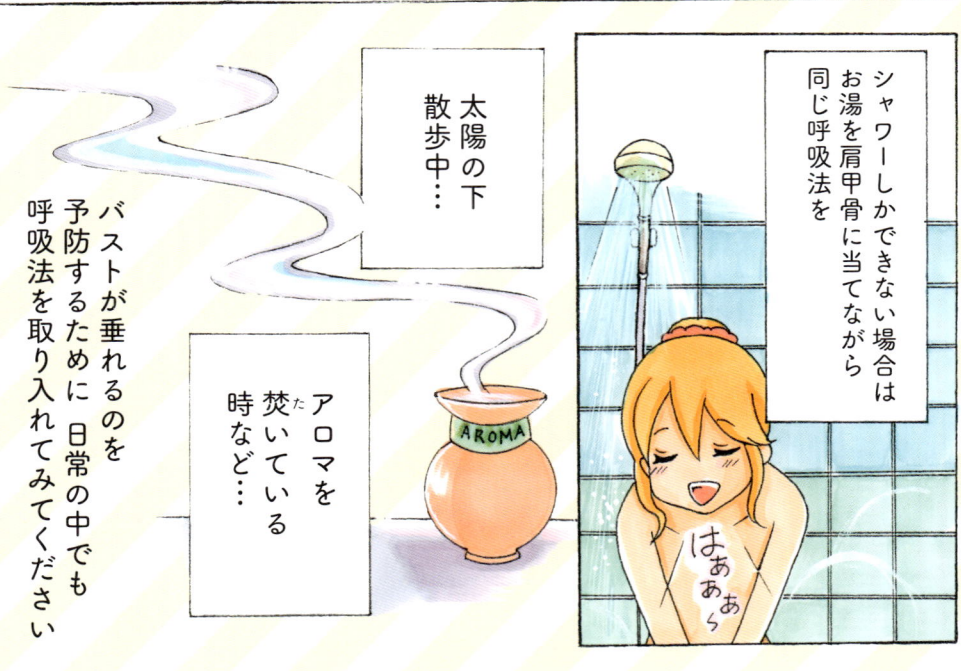

シャワーしかできない場合は
お湯を肩甲骨に当てながら
同じ呼吸法を

太陽の下
散歩中…

アロマを焚いている
時など…

バストが垂れるのを
予防するために 日常の中でも
呼吸法を取り入れてみてください

心と身体をゆるめよう

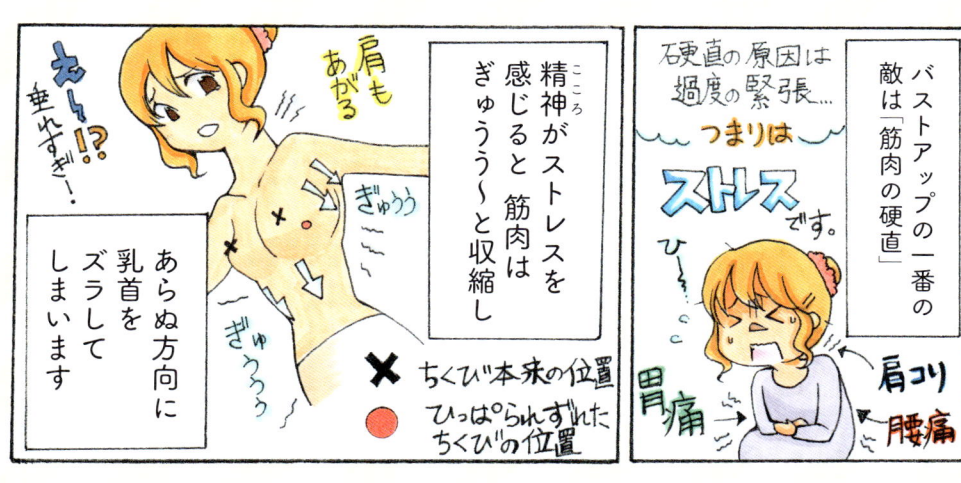

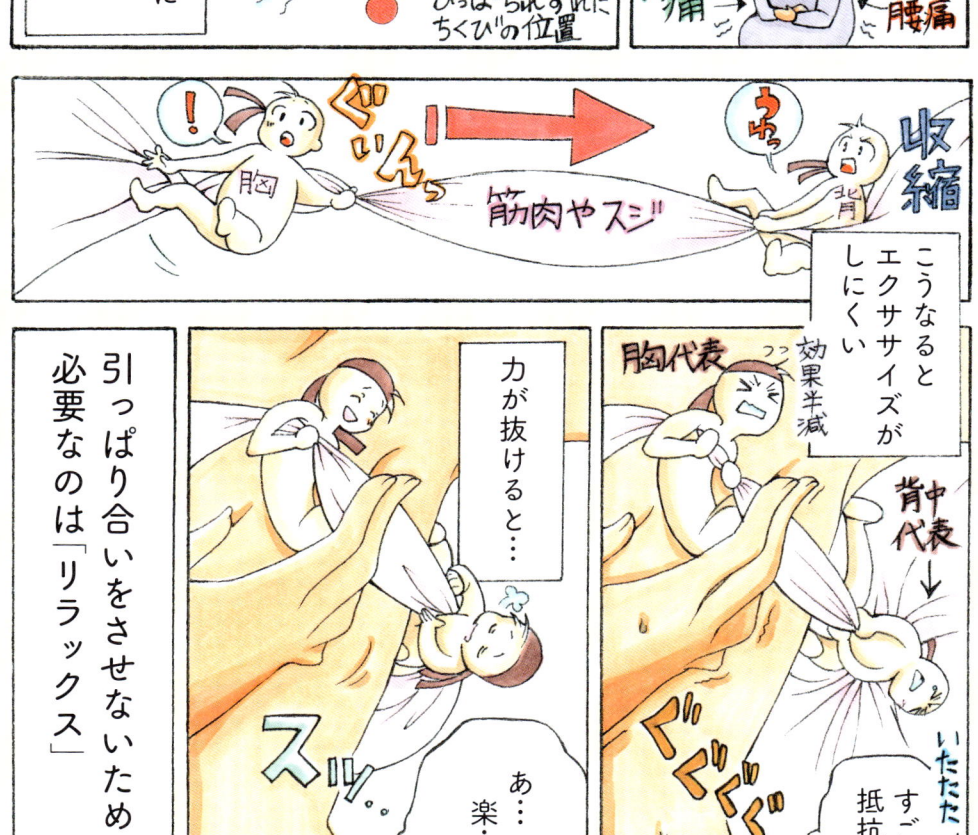

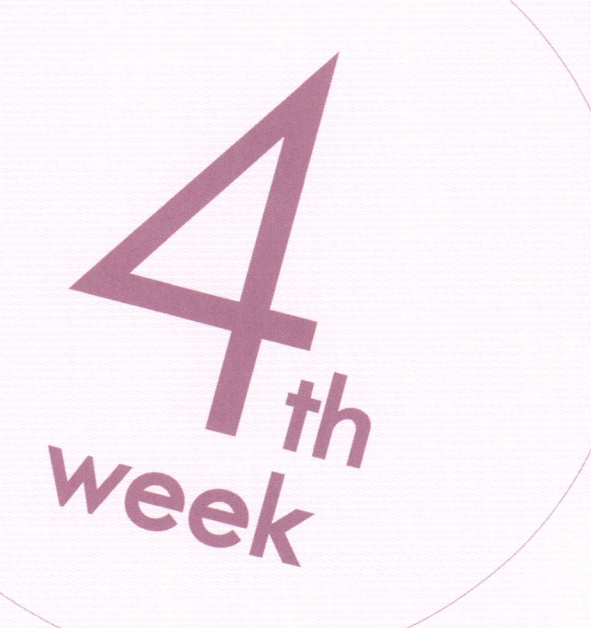

4th week

未来が見えなくて、不安な時は誰にだってある。

その不安のどれぐらいがただの想像で、

どれぐらいがリアルだろう?

思いこみをやめて、自分で未来をつくればいい。

ポジティブにとらえよう

Think positive.

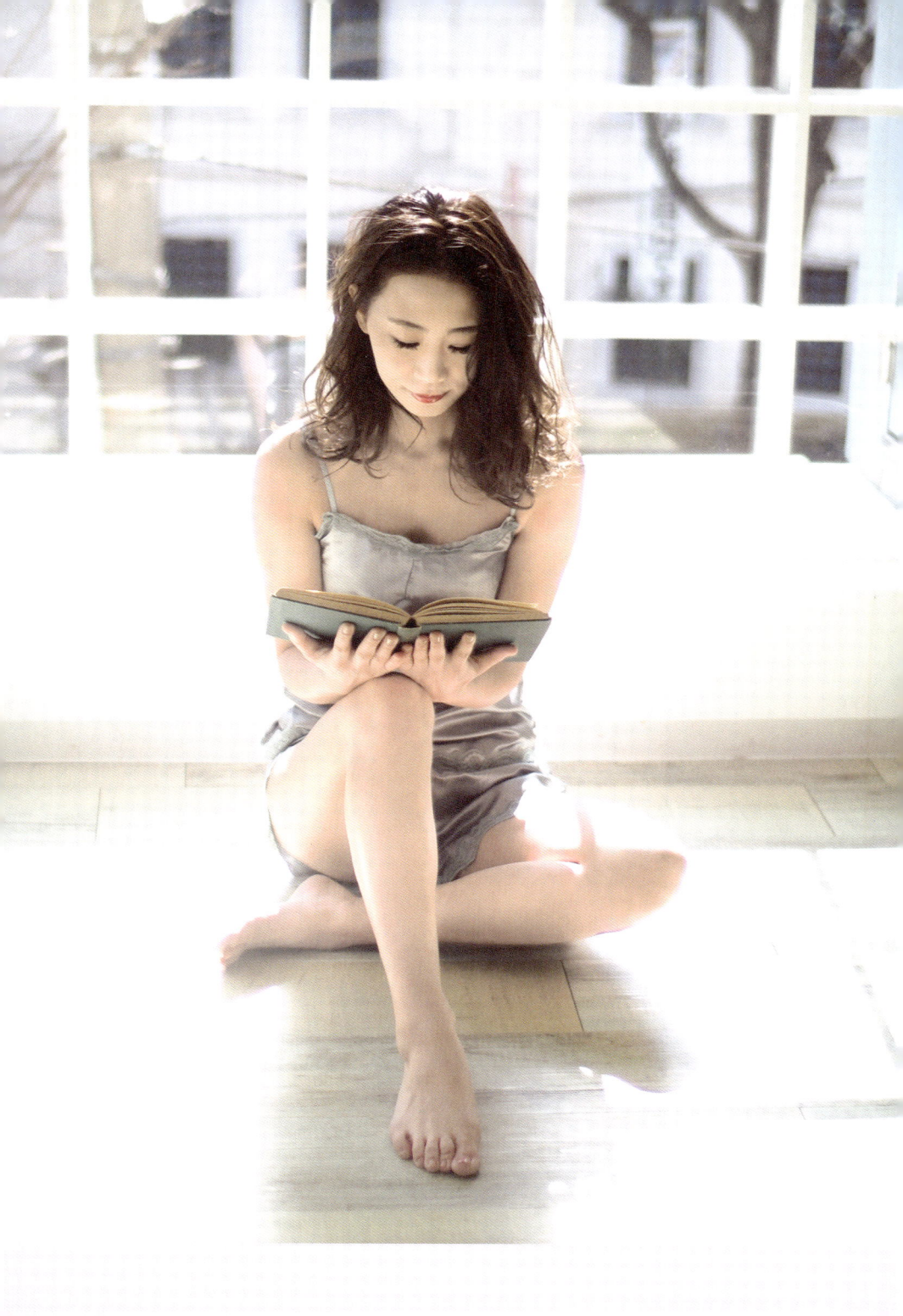

巻き肩、猫背対策に!

4th week

ハリのある上向きバストの
土台をつくっていきましょう。

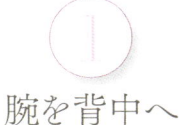

**腕を背中へ
回す。**

＊肩と腕の付け根の
位置確認。

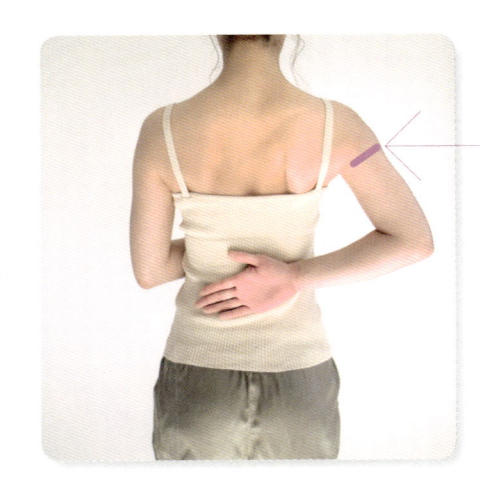

Point

腕の付け根を
壁に当てる。

Point

肩を少し下げる。

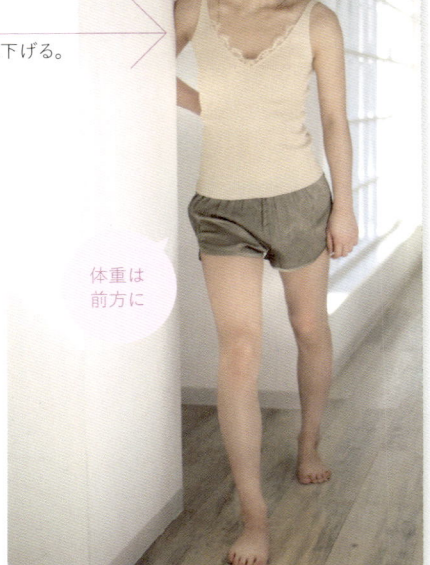

体重は
前方に

②

**腕の付け根を
壁の角に押し当て
セット。**

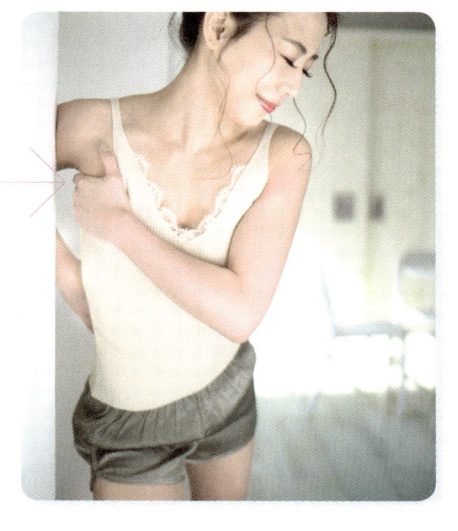

Point
指先が肩甲骨に触れるように。

ワキとワキ肉をキャッチ。

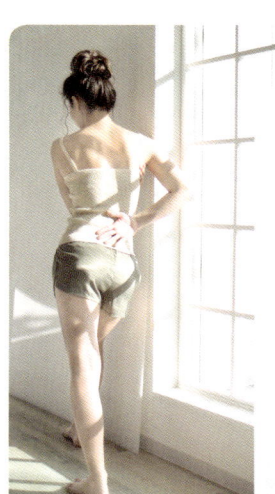

Backside

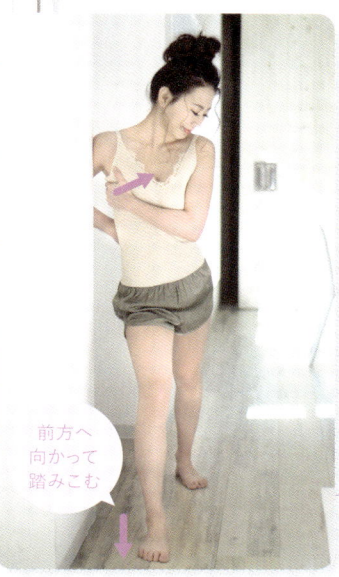

バストの中心へ
ワキとワキ肉を
ゆっくり
引き上げる。

前方へ
向かって
踏みこむ

Point
引き上げる時、「はー」とため息
をつくように吐きながらゆっく
り伸ばしていくのが効果的。

スジが伸びている体感が
あるのを確認し、
1分間静止する。

逆サイドも同じように行う。

巻き肩、猫背対策に!
4th week
1 週 間 続 け た あ と の 身 体 の 変 化

・バスト外側が丸みを帯びる。
・乳首の位置が上がり、
　上を向く。
・乳首が生き生きとする。

離れ乳・垂れ防止。

できていたら
チェック!

周りからの評価が

気になる？

生きている中で、気づかないうちに
周りからの評価を意識しすぎたり
未来への不安に押し潰されそうになることもあります。

「私はこのままで大丈夫かな？」
「人はどう思うかな？」
なんて他人の反応ばかりを気にして
自分の気持ちをどこかへ置き去りにして
過ごしていませんか？

未来への不安は、実際にはまだ起きていないことです。
不安のほとんどが、幻想や思いこみでできているのです。

そして、現実で見たこと、聞いたことを優先に
ものごとのとらえ方をプラスに変えましょう。
その瞬間、あなたは人生をよりよくするための、
次のステージに立つのです。

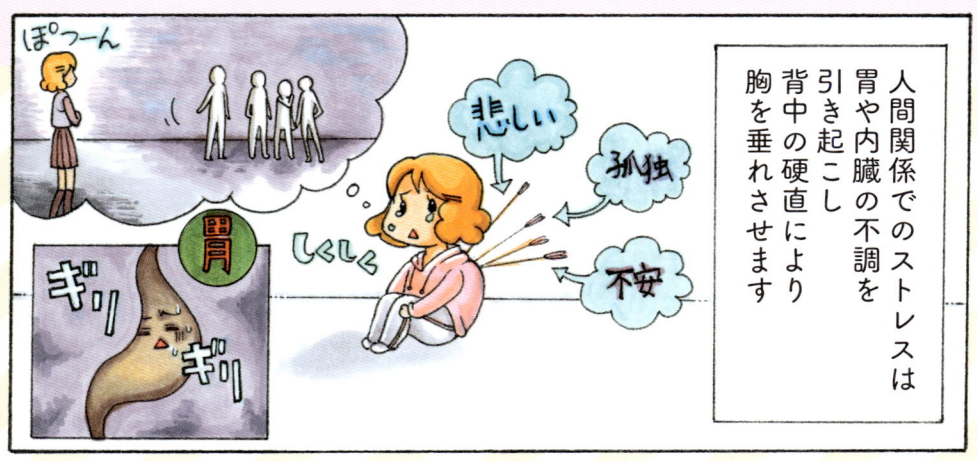

人間関係でのストレスは胃や内臓の不調を引き起こし背中の硬直により胸を垂れさせます

ぽつーん

悲しい

孤独

不安

胃

しくしく

ギリ ギリ

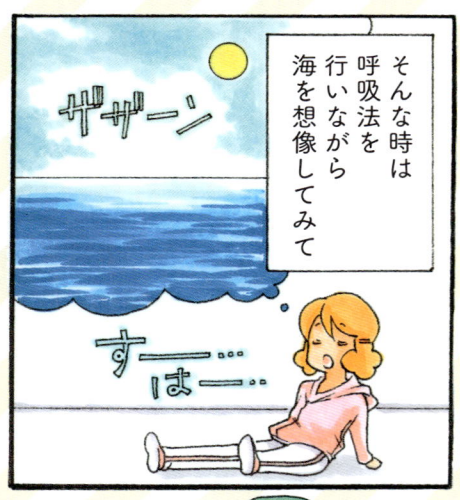

そんな時は呼吸法を行いながら海を想像してみて

ザザーン

すー… はー…

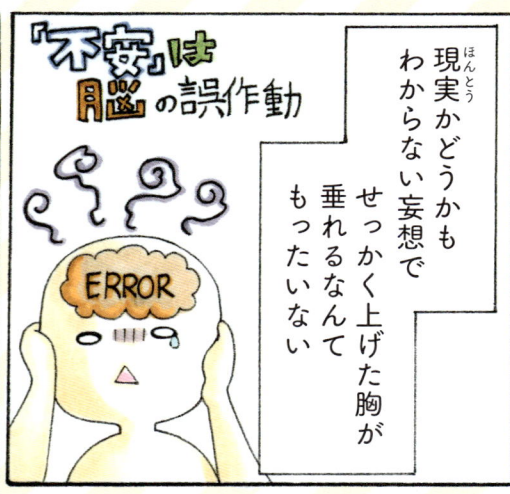

現実かどうかもわからない妄想でせっかく上げた胸が垂れるなんてもったいない

ほんとう

「不安」は脳の誤作動

ERROR

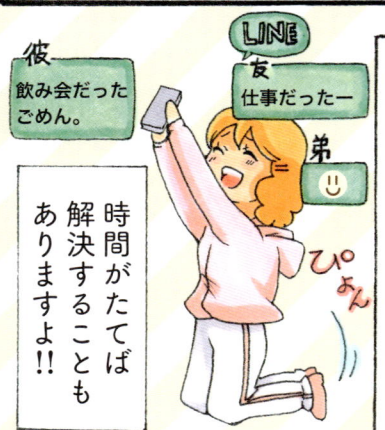

彼
飲み会だった
ごめん。

LINE
友
仕事だったー

弟

ぴょん

時間がたてば解決することもありますよ!!

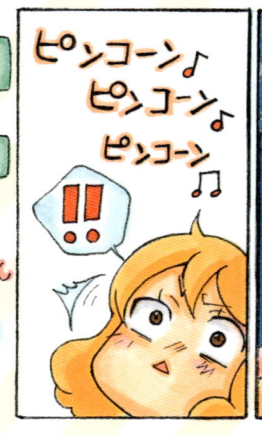

ピンコーン♪
ピンコーン♪
ピンコーン
♪
!!

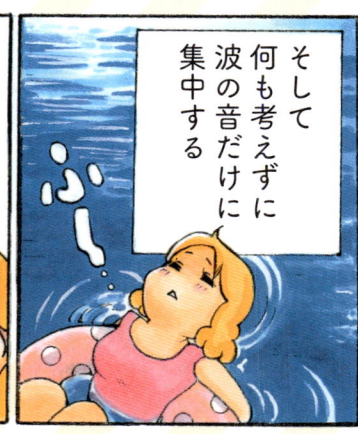

そして何も考えずに波の音だけに集中する

ふー

人間関係の悩みと妄想

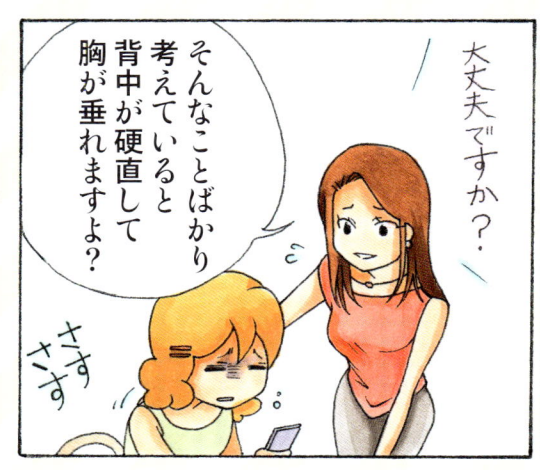

大丈夫ですか？

そんなことばかり考えていると背中が硬直して胸が垂れますよ？

さすさす

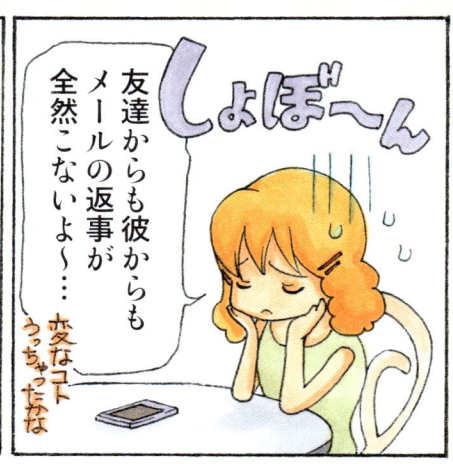

しょぼ〜ん

友達からも彼からもメールの返事が全然こないよ〜…

変なコトうっちゃったな

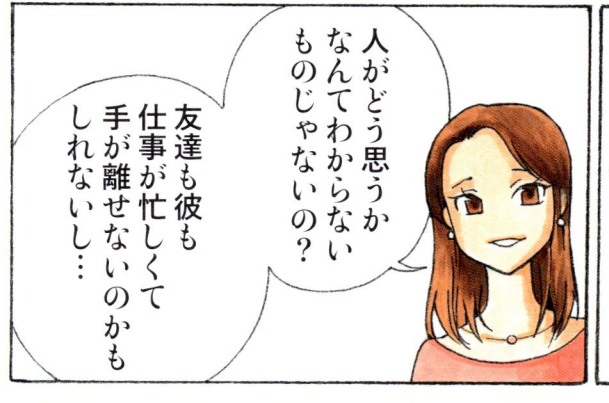

人がどう思うかなんてわからないものじゃないの？

友達も彼も仕事が忙しくて手が離せないのかもしれないし…

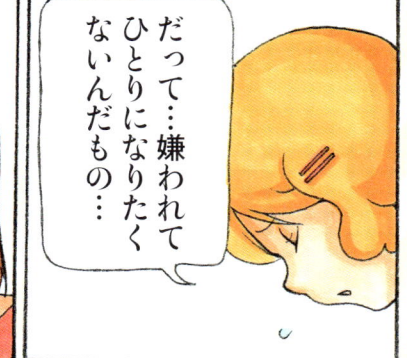

だって…嫌われてひとりになりたくないんだもの…

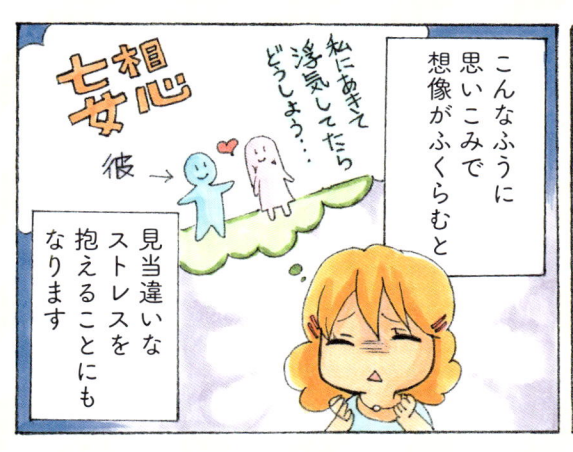

妄想七女心

彼 →

私にあきて浮気してたらどうしよう…

こんなふうに思いこみで想像がふくらむと

見当違いなストレスを抱えることにもなります

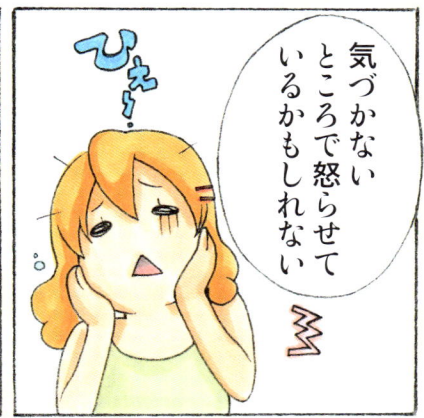

ひぇ！

気づかないところで怒らせているかもしれない

メンタル書きこみノート

次の質問にあなたなりに答えてみてください。

どんな人といる時が自分らしくいられる?

＊本当に自分が望む、居心地のいい人や
環境を知っていくことで、楽しみが増えますよ♥

あなたのリフレッシュ法はなんですか？

*五感を使ったリフレッシュがおすすめ。
やっていて楽しいと思えることがベストです❤

今週はバストの柔らかさがスタート時より感じられませんか？　さわってみて！

世界をどう見るかは自分次第。

楽しいか、味気ないのか？　感じ方ひとつひとつの積み重ねが

人生をつくるなら、できるだけ、彩を探したいと私は思う。

5th week

人生は色に あふれている！

Life is filled with colors.

Simplicity is the keynote of all true elegance.

マシュマロ美乳ストレッチ

肩を下げ、肩幅を華奢なフォルムへ！

5th week

肩こりの影響で上がった肩を下げ、
メリハリバストの土台をつくっていきましょう。

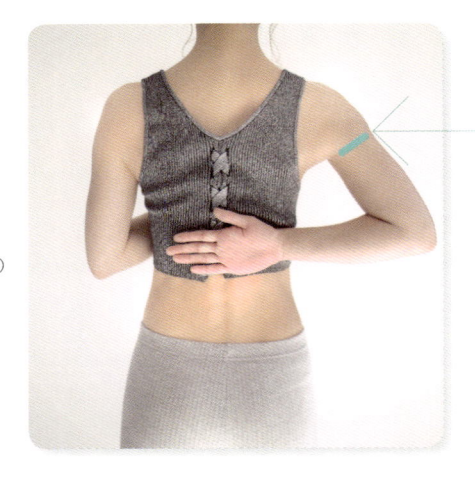

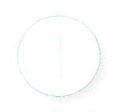

腕を背中へ
回す。

＊肩と腕の付け根の
位置確認。

Point

腕の付け根を
壁に当てる。

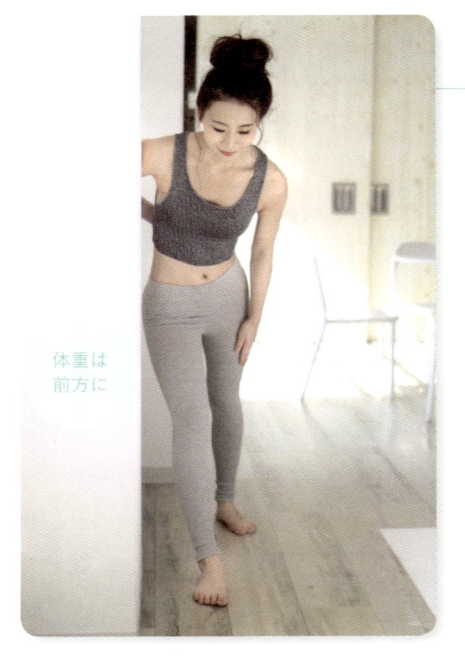

体重は
前方に

Point

手と同サイドの足を前に出す。

腕の付け根を
壁の角に押し当て
セット。

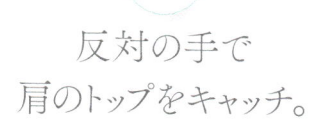

反対の手で
肩のトップをキャッチ。

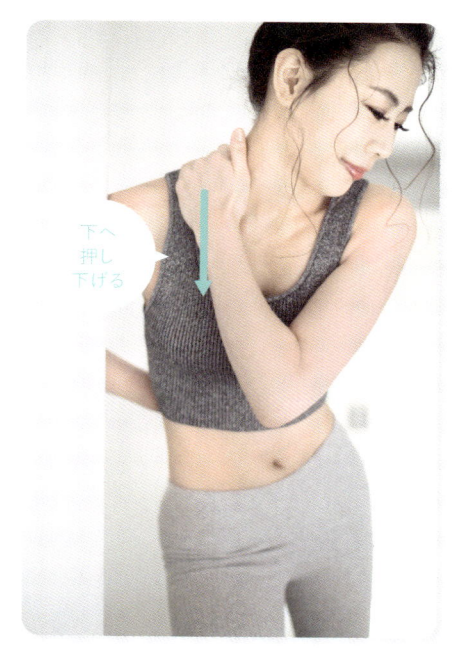

下へ
押し
下げる

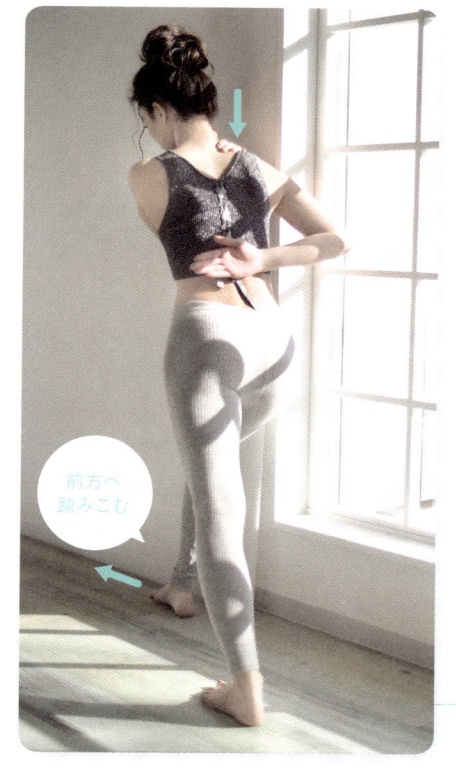

前方へ
踏みこむ

肩のトップに
圧がかかっているか確認し、
1分間静止する。

Point

踏みこむ時、「はー」とため息をつくように吐きなが
らゆっくり伸ばしていくのが効果的。

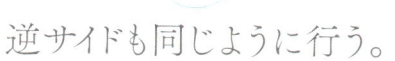

逆サイドも同じように行う。

1 週 間 続 け た あ と の 身 体 の 変 化

・肩の高さが下がる。

・巻き肩が少し正され、
姿勢が良くなる。

・鎖骨下の肉が
少し増える。

できていたら
チェック！

どんな人生を望むかは自分次第。

同じ景色を見て、何が印象に残り、心がどう動くのか?
世界をどう感じるか?
すべて自分で決めていいのです。

何をしている時が楽しくて嬉しいかは、人それぞれ、十人十色。

真っ白なキャンバスに、好きな色で描き
自分らしい物語をつくっていきましょう。
そんなチャレンジが、新たな物語の1ページを
スタートさせるのです。

さて、あなたが選ぶのは何色?

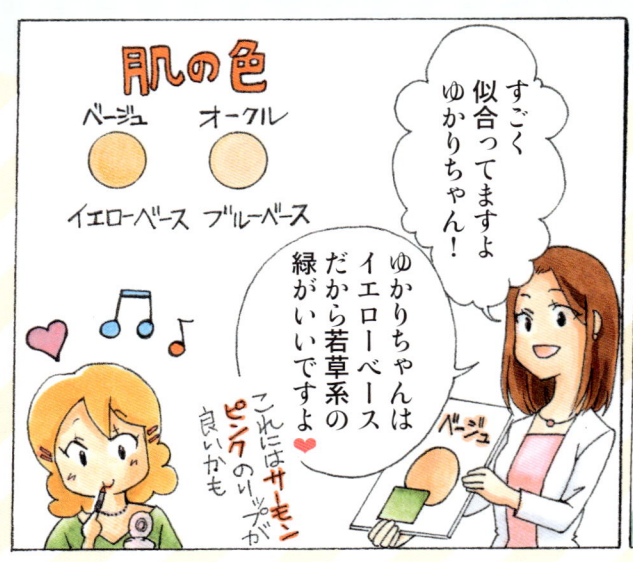
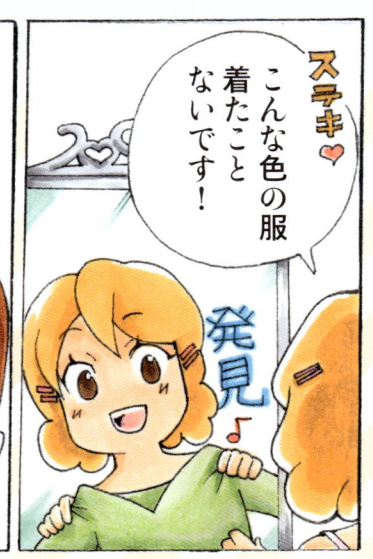

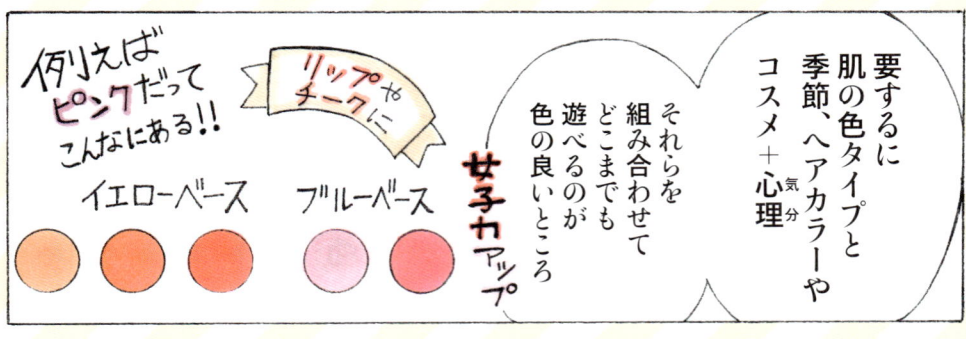

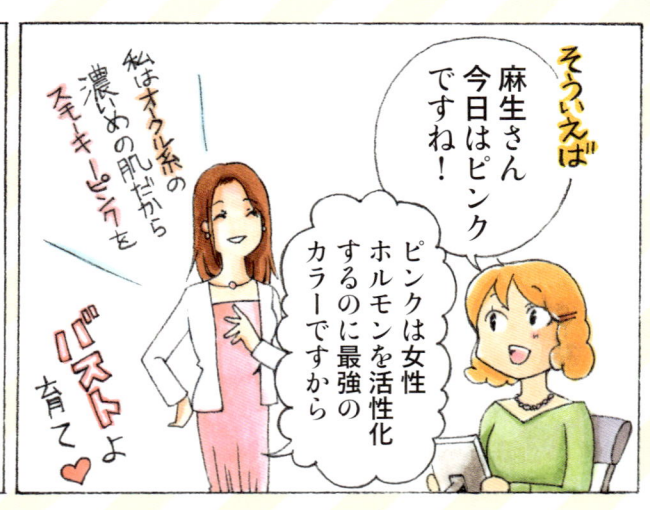

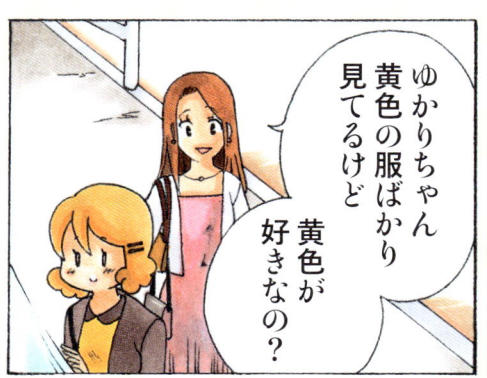

ゆかりちゃん 黄色の服ばかり 見てるけど 黄色が好きなの？

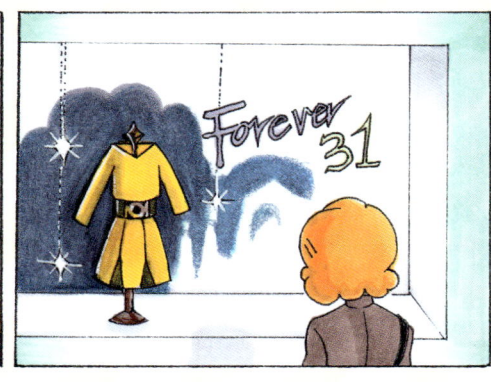

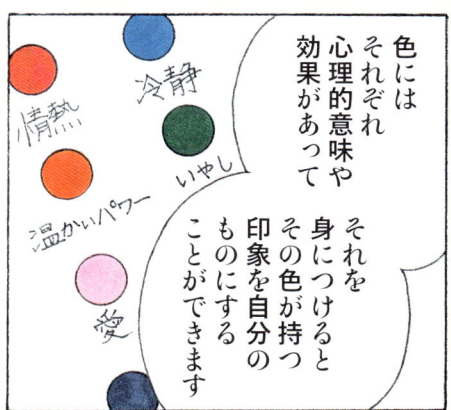

情熱 冷静 温かいパワー いやし 愛

色にはそれぞれ心理的意味や効果があって

それを身につけるとその色が持つ印象を自分のものにすることができます

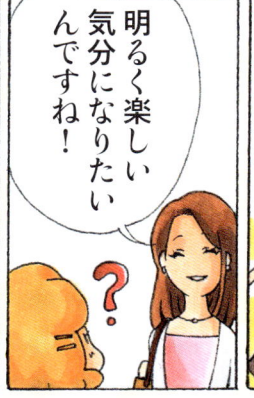

明るく楽しい気分になりたいんですね！

?

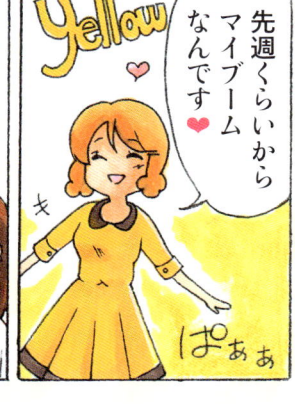

Yellow

先週くらいからマイブームなんです ♥

♥ キ ぱぁぁ

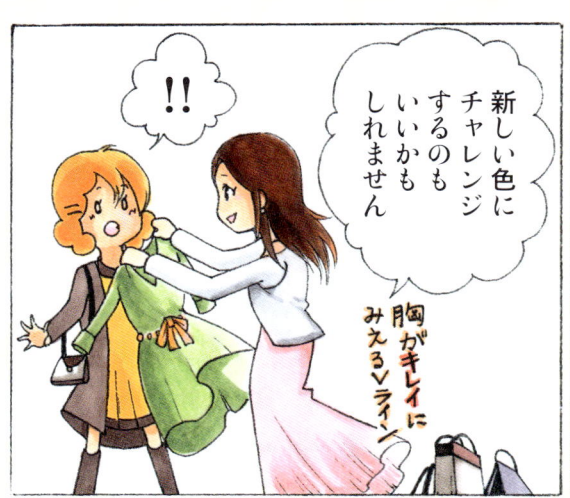

!!

新しい色にチャレンジするのもいいかもしれません

胸がキレイにみえる▽ライン

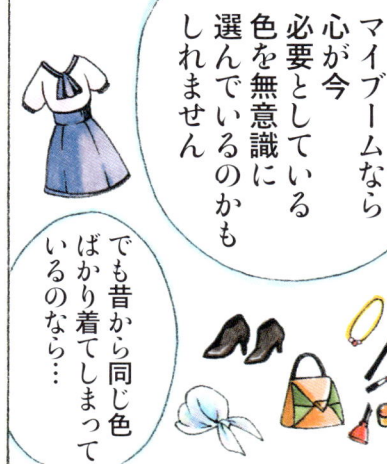

マイブームなら心が今必要としている色を無意識に選んでいるのかもしれません

でも昔から同じ色ばかり着てしまっているのなら…

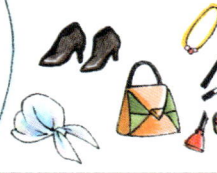

自分を大切に

Take care of yourself.

自分の本当の気持ちから目をそらしていたら
何が欲しいのかわからなくなっていた。
そんな時、心は何かをうったえていませんか?

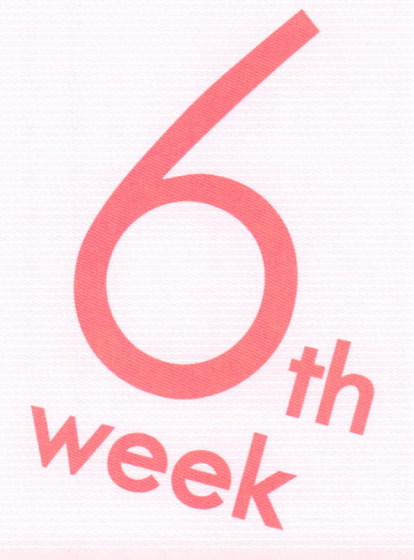

6th
week

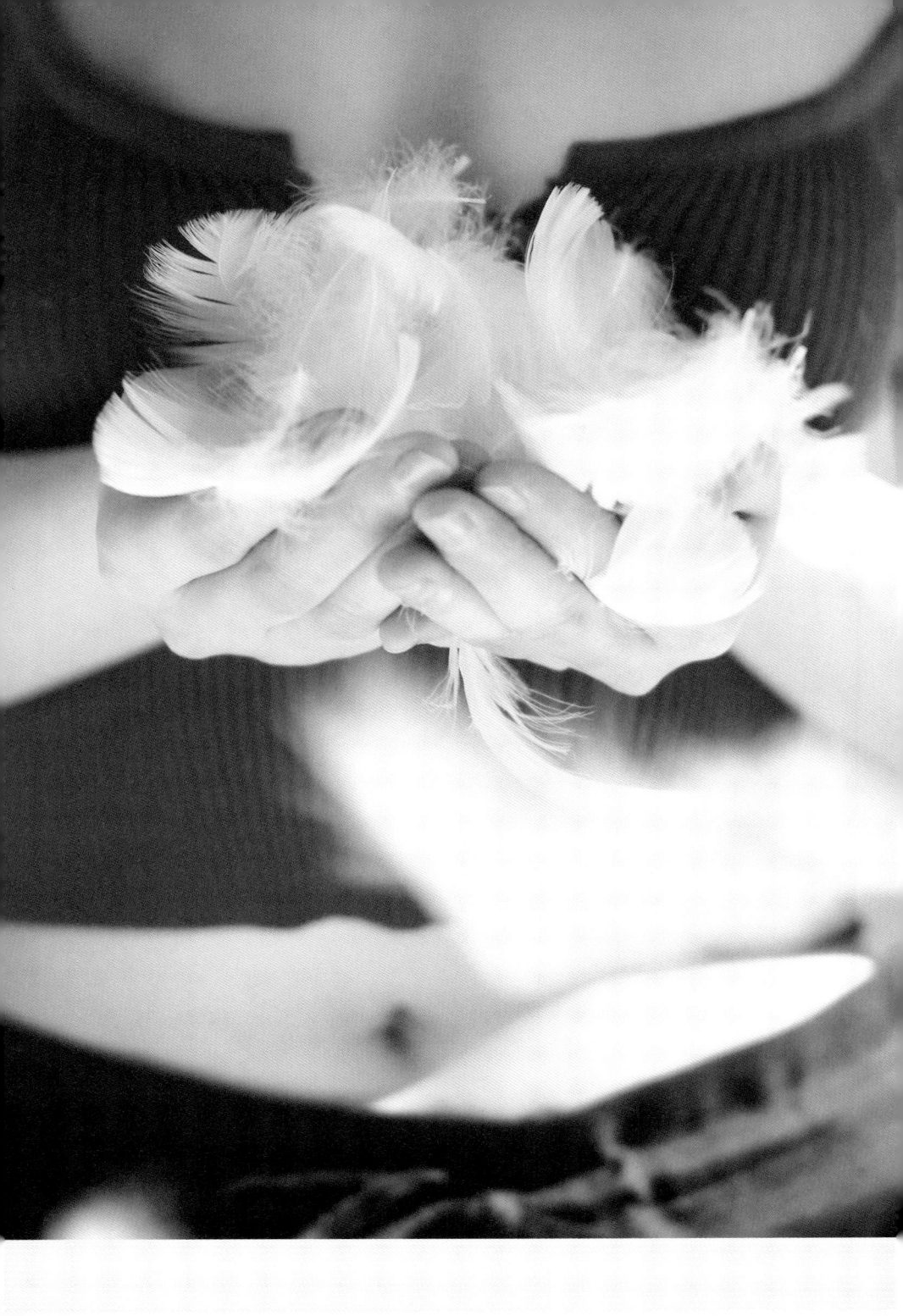

家出中のお肉をバスト上へ！

6th week

バストの上のボリュームを
増やしていきましょう。

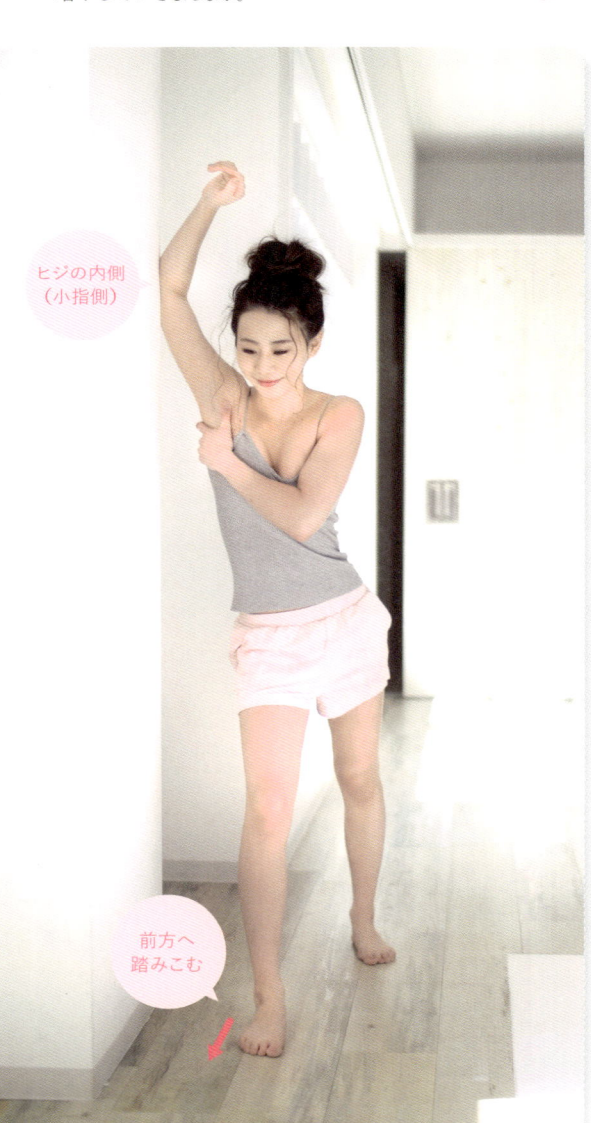

ヒジの内側
（小指側）

1

腕を上げ、
壁の角にセット。

前方へ
踏みこむ

反対の手で
ワキの上部を
キャッチし、
バストの方へ
引っ張る。

＊バスト中心へ
お肉を集めていく
イメージ。

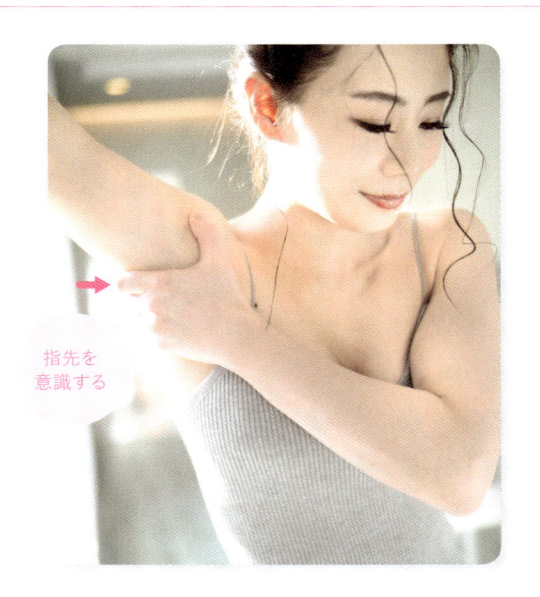

指先を
意識する

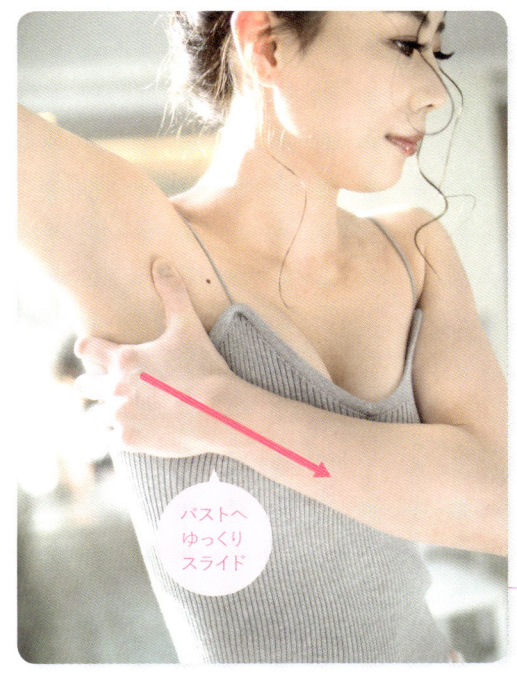

バストへ
ゆっくり
スライド

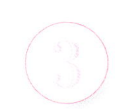

筋肉が
伸びているのを
感じたら、
1分間何度か
スライドを
くり返す。

Point

スライドする時、「はー」とため息
をつくように吐きながらゆっくり
伸ばしていくのが効果的。

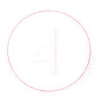

逆サイドも同じように行う。

家出中のお肉をバスト上へ！

1 週 間 続 け た あ と の 身 体 の 変 化

・バスト上の
ボリュームが
増える。

できていたら
チェック！

本当の自分は、
この一瞬に何を望んでいるんだろう？
シャボン玉のように消えてしまう前に
瞬間の思いを大切にしてあげましょう。

ひとつひとつの事柄に対してどう思い、何をしたいのか
その時々の心の奥の思いを、理解してあげるのです。

自分を大切にしてあげられるのは、他の誰でもなく自分自身。

自分を大切にできると
心の中にいるもうひとりの自分「インナーチャイルド」が癒やされて
心からの笑顔を取り戻すことができます。

本当の望みを聞き入れて、それに向かってがんばった自分を
たくさん褒めてあげましょう。

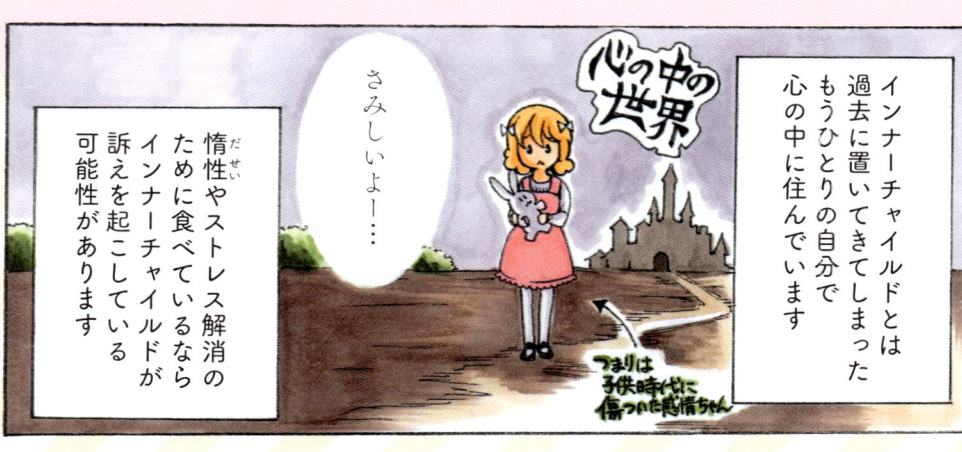

心の中の世界

インナーチャイルドとは過去に置いてきてしまったもうひとりの自分で心の中に住んでいます

さみしいよ…

惰性やストレス解消のために食べているならインナーチャイルドが訴えを起こしている可能性があります

つまりは子供時代に傷ついた感情ちゃん

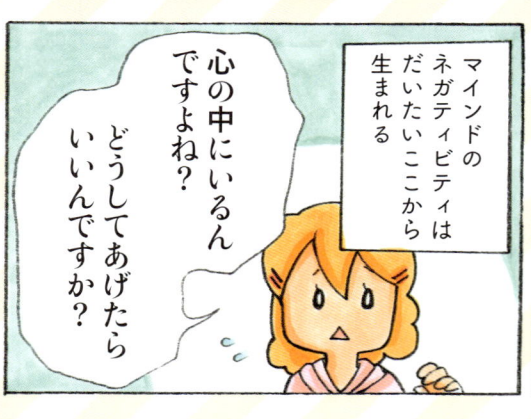

心の中にいるんですよね？

どうしてあげたらいいんですか？

マインドのネガティビティはだいたいここから生まれる

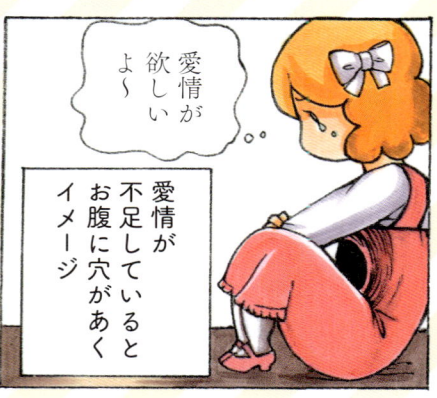

愛情が欲しいよ〜

愛情が不足しているとお腹に穴があくイメージ

イメージの世界でその子を見つめて

想像中

一人でさみしかったねごめんね？大好き大好きだよ〜…

できる限り一緒に遊んだり抱きしめたりかわいがったりしてあげましょう

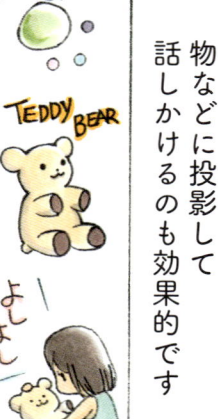

POWER STONE

TEDDY BEAR

よしよし

物などに投影して話しかけるのも効果的です

不思議に思えるかもしれませんが効果は絶大一度ためしてみてください

インナーチャイルドとの対話

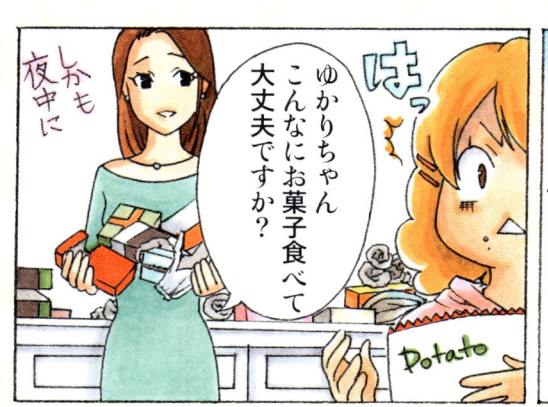

しかも夜中に

ゆかりちゃん　こんなにお菓子食べて大丈夫ですか？

はっ

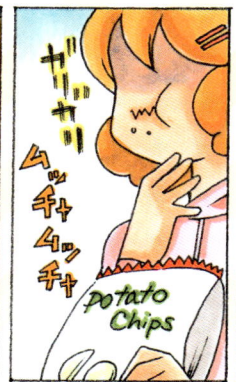

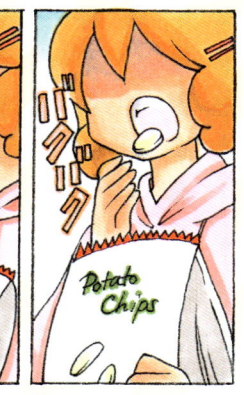

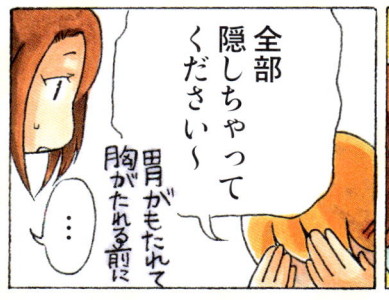

全部　隠しちゃってくださいーー

胃がもたれて　胸がはれる前に

…

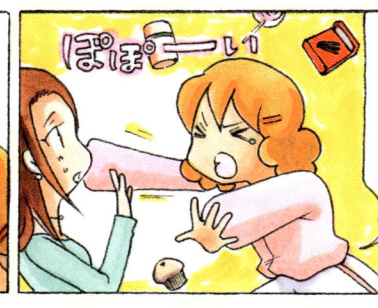

ぽぽぽーーい

麻生さーん！　助けてください　お菓子が　とまらなーーい!!

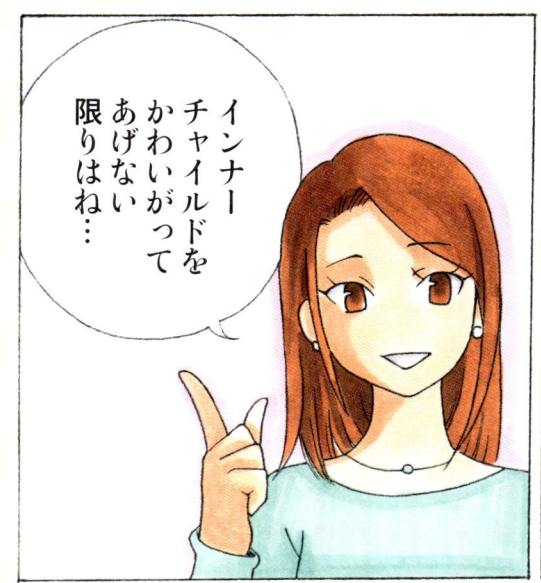

インナーチャイルドを　かわいがってあげない　限りはね…

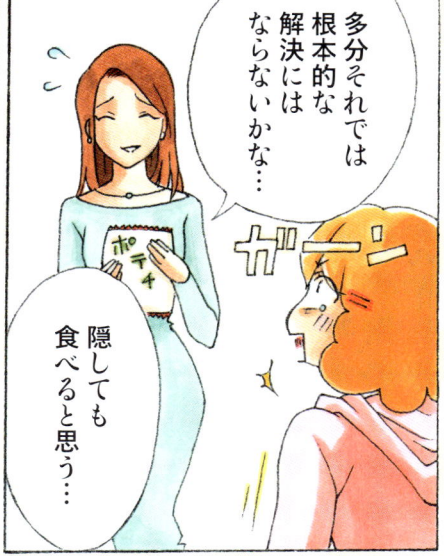

多分それでは　根本的な　解決には　ならないかな…

隠しても　食べると思う…

ガーン

メンタル書きこみノート

次の質問にあなたなりに答えてみてください。

日々がんばっている自分への
ご褒美はなんですか?

＊たとえば、大好きなスイーツを食べることなど、どんな小さなことでもかまいません。

＊ご褒美なので、食べたら太るなどと罪悪感を感じる必要はありません。
その後はトイレでデトックス!のように、あとからなんとかなるものです。
まずはその時間をおもいっきり楽しんでみて

周りからどんな性格と言われますか？

物事がうまくいかない時、
自分にどんな言葉をかけてあげますか？

＊思いどおりにいかない時だってあります。
そんな時は、優しく包みこんであげるような言葉をかけてあげるといいですね。

愛はすべて 受け取って

Receive all the love that you are given.

褒められたり、認められたり、愛を感じたり

素敵な言葉のプレゼントは、すべて受け取って。

それが自分を向上させるきっかけにもなるのだから。

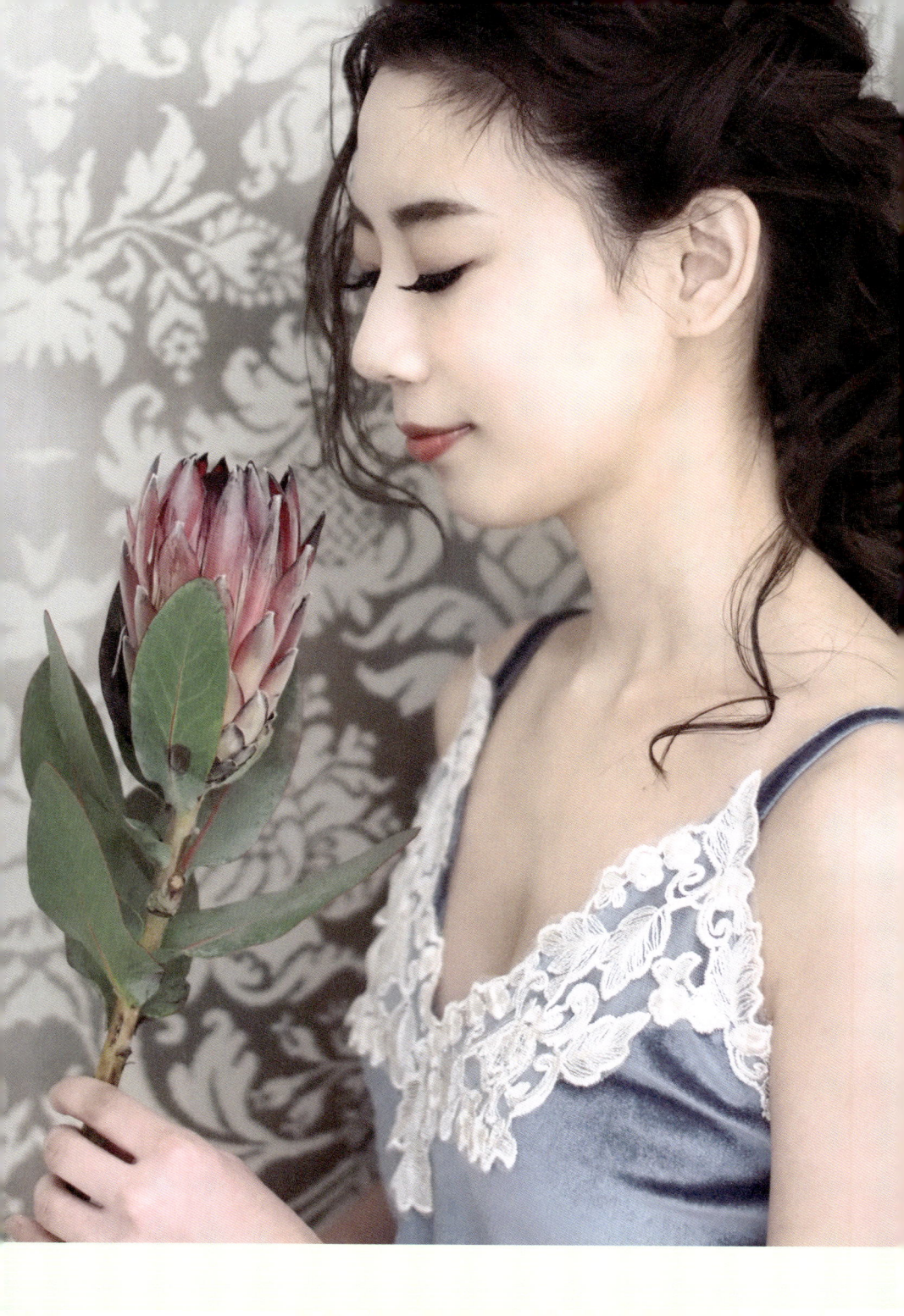

家出中のお肉をバスト外側へ！

7th week

バストの外側のボリュームを
増やしていきましょう。
＊2週目と3週目に行ったストレッチを組み合わせて行います。

① 腕を肩の
少し斜め上の
位置にセット。

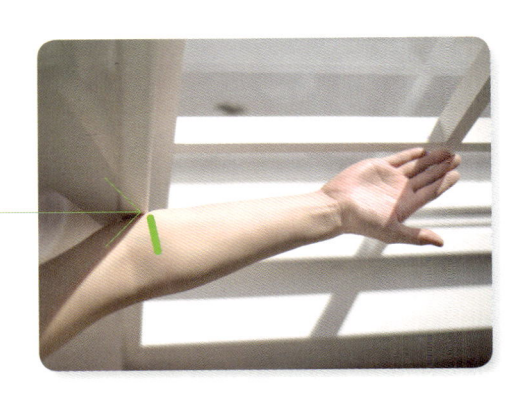

Point
腕の内側を
当てる。

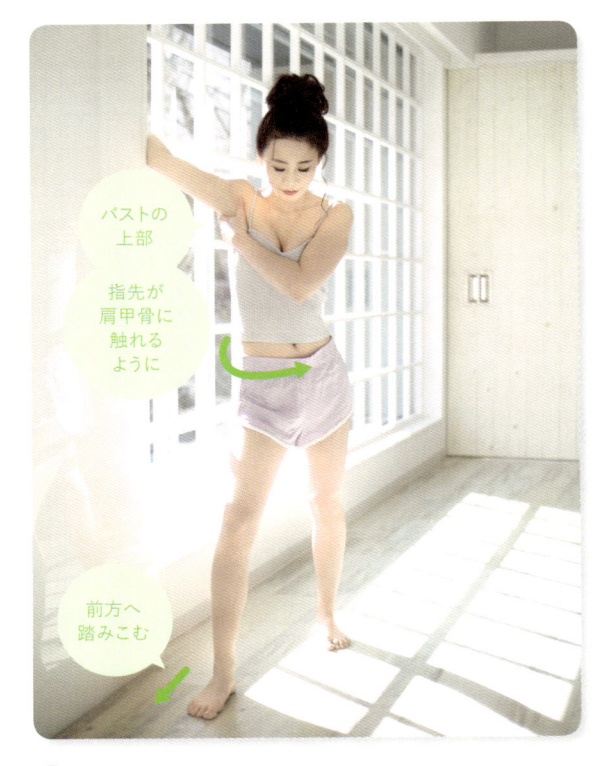

バストの
上部

指先が
肩甲骨に
触れる
ように

前方へ
踏みこむ

② 反対の手で
ワキをしっかり
キャッチし、
ワキ・背中の肉を
グッとバスト中心へ
移動させる。

＊ワキとバストを
引き離すイメージ。

ワキの上部の
お肉をキャッチし、
30秒間
ゆっくりとスライド。
＊上部→下部→
バストへ移動させるイメージ。

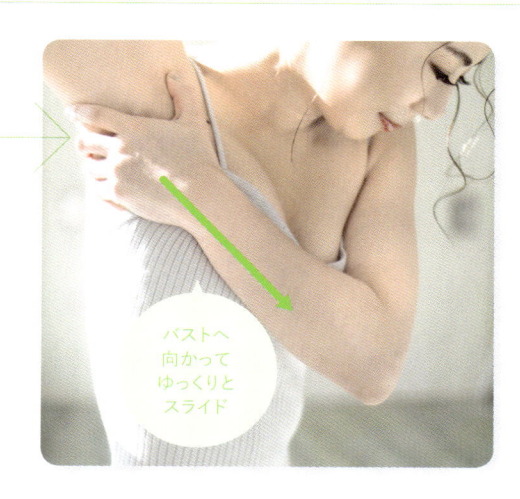

Point
指先を
意識する。

バストへ
向かって
ゆっくりと
スライド

腕を肩の
少し下の
位置にセット。

Point
腕の外側を
当てる。

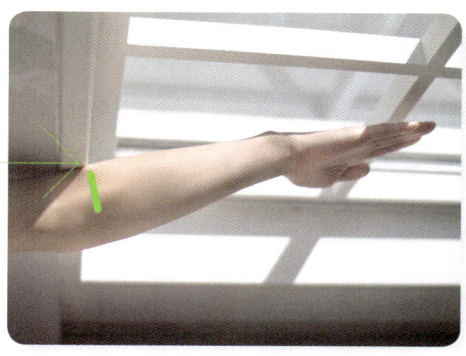

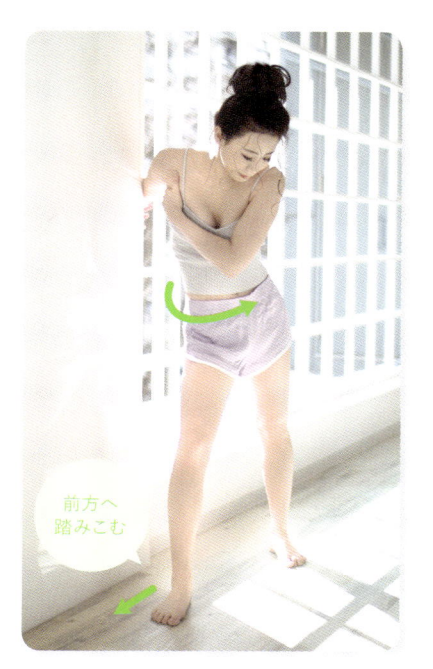

前方へ
踏みこむ

反対の手でワキ・ワキ肉を
しっかりキャッチ。
＊腕とバストを引き離すイメージ。

⑥

バストの方へ
グッと引き上げ
30秒間
ゆっくりとスライド。
*ワキ肉を
かき集めるような
イメージ。

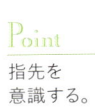

Point
指先を
意識する。

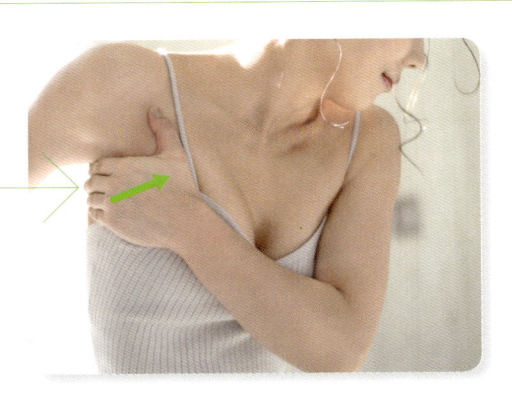

⑦

逆サイドも同じように行う。

家出中のお肉をバスト外側へ!
7th week
１週間続けたあとの身体の変化

・外側のバストの
ボリュームが増える。

できていたら
チェック!

ココロ・ナビ

愛はすべて
受け取って
Receive all the love
that you are given.

嬉しい言葉を言われた時は、
遠慮せずに受け取りましょう。
謙遜してるヒマがあったら、
伝えてくれた相手の思いに目を向けて。
そこには、優しさや愛情があふれているはず。

相手の言葉が信じられない？
そんな時は「受け入れても大丈夫だよ」と自分を包みこみ
褒められることを受け入れる許可を出してあげてください。

人は、自分が思っている以上に
優しくてあたたかいものですから。

そうして、人がくれた愛のエネルギーをすべて受け取ることが
自分をさらに向上させるチャンスなのです。

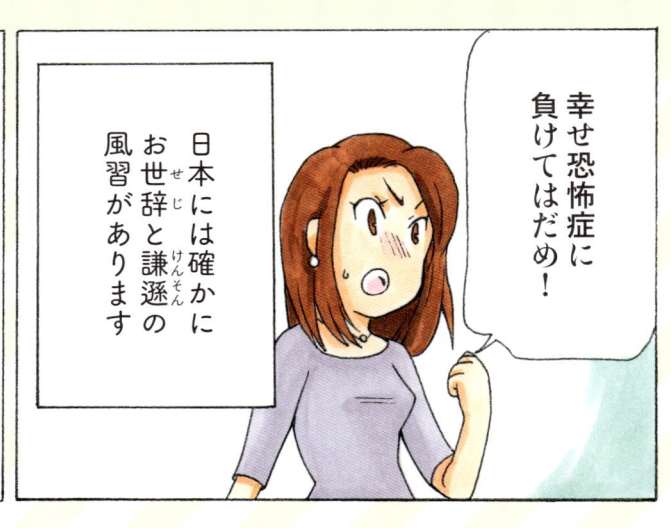

幸せ恐怖症に負けてはだめ！

日本には確かにお世辞と謙遜の風習があります

でもキレイと言われて「そんなことない」よりも「ありがとう」の方がずっと嬉しい

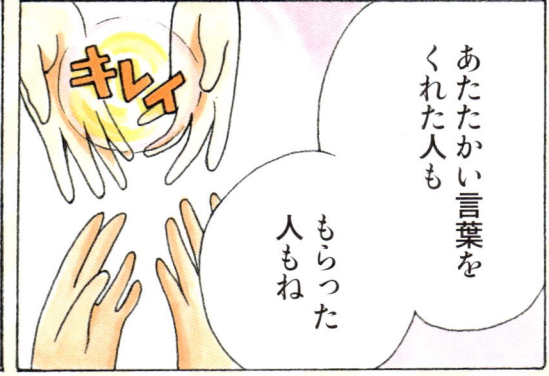

あたたかい言葉をくれた人も

もらった人もね

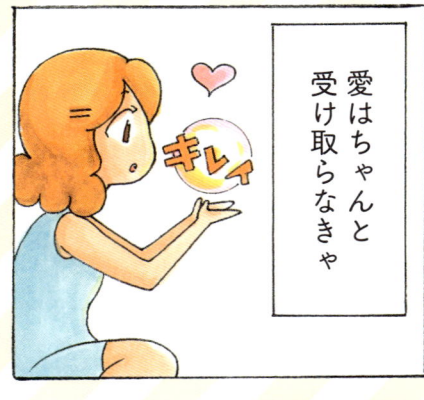

愛はちゃんと受け取らなきゃ

せっかくのあたたかい思いを

疑うことでこぼしてしまうなんてもったいない

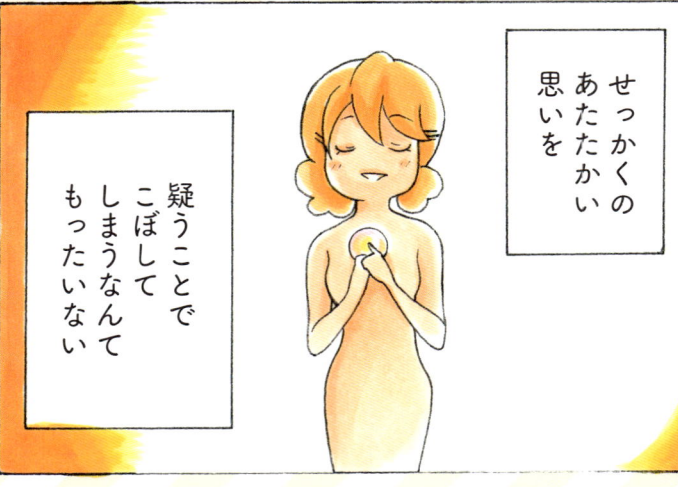

嬉しい時間はおもいっきり楽しんでください

嬉しい言葉は愛のエネルギー

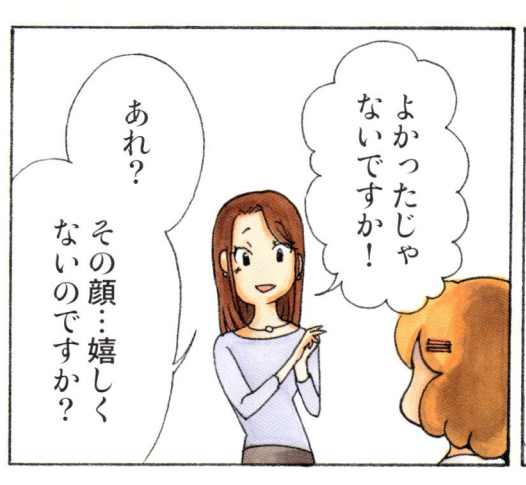

麻生さん
聞いてください

最近キレイになったねと
友達に言われる
ようになりました

よかったじゃ
ないですか！

あれ？
その顔…嬉しく
ないのですか？

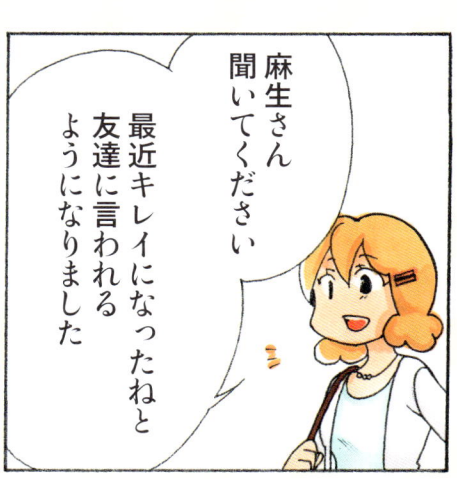

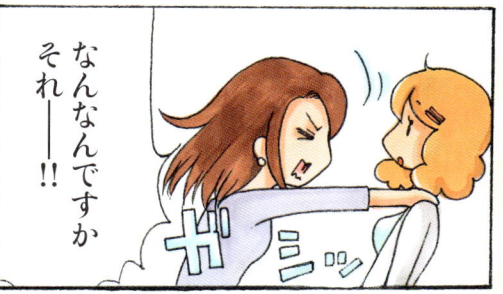

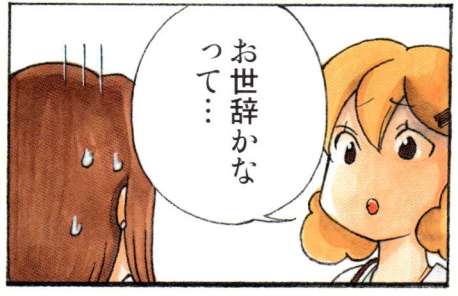

お世辞かな
って…

なんなんですか
それ――！！

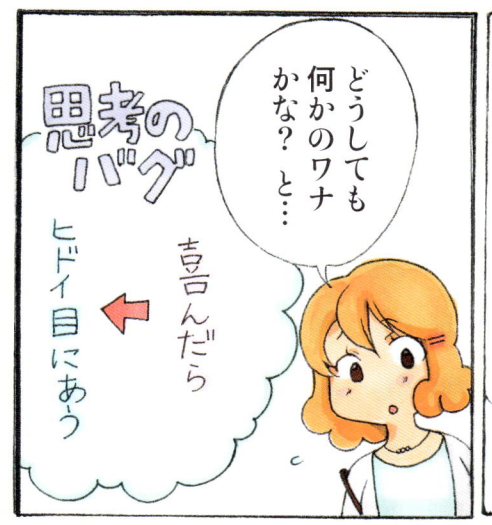

どうしても
何かのワナ
かな？と…

思考の
バグ

喜んだら

ヒドイ目にあう

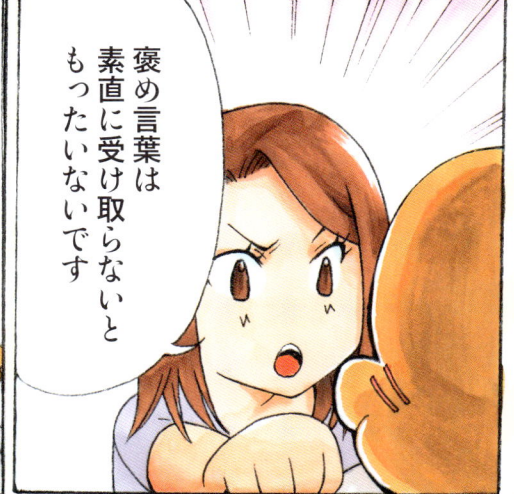

褒め言葉は
素直に受け取らないと
もったいないです

悲しい気持ち、寂しい気持ち、楽しい気持ち。

心はいつも、どんな時でも発信中。

扉を開いて、あふれ出たそのすべてを受けとめよう。

8th week

心を解放しよう

Open up your mind.

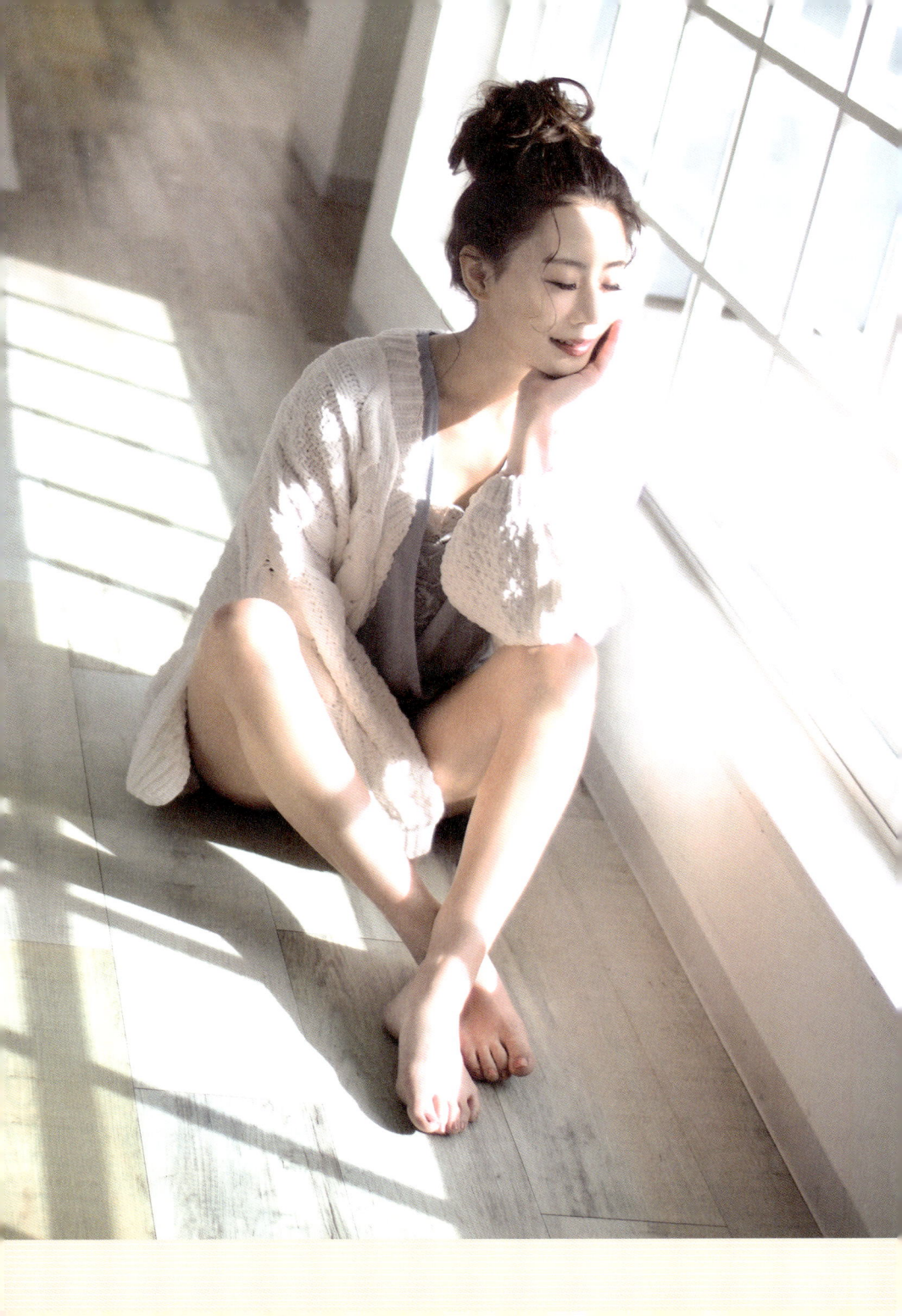

女性らしい姿勢美人に!

8th week

バストのボリュームアップと
美姿勢を目指していきましょう。

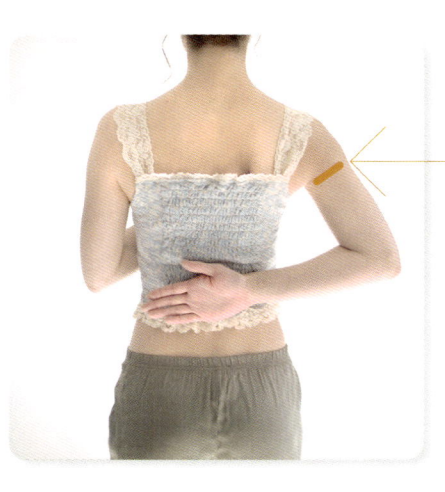

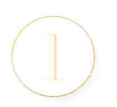
腕を背中へ
回す。

＊肩と腕の付け根の
　位置確認。

Point
腕の付け根を
壁に当てる。

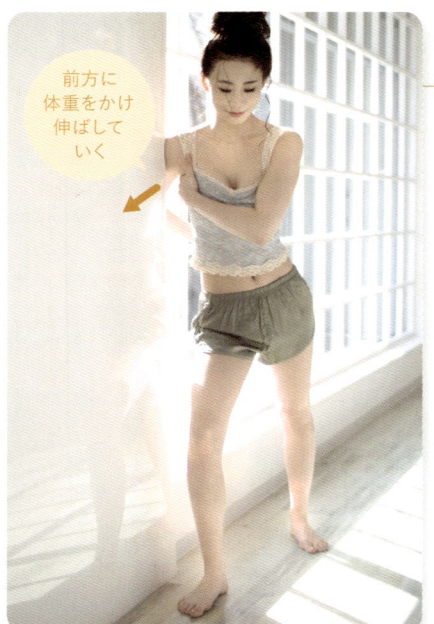

前方に
体重をかけ
伸ばして
いく

Point
手と同サイドの足を前に出す。

腕の付け根を
壁の角に押し当て
セット。

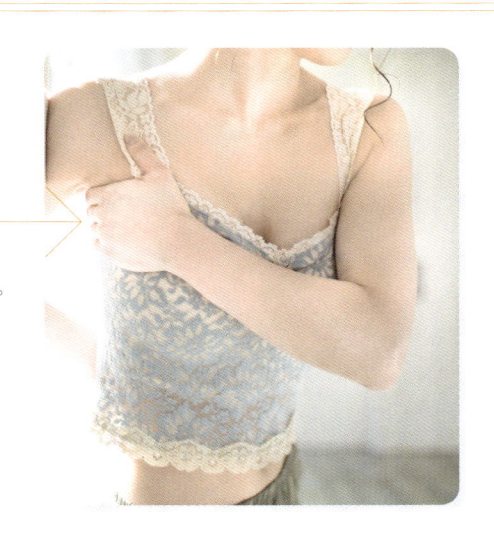

③ 反対の手で、ワキ・ワキ肉をしっかりキャッチ。

Point
指先が
肩甲骨に
触れるように。

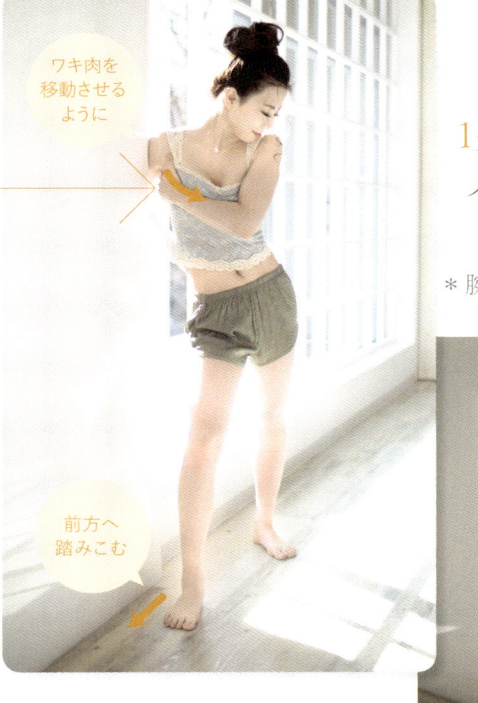

ワキ肉を
移動させる
ように

Point
指先を
意識する。

前方へ
踏みこむ

④ 1分間、ワキ・ワキ肉をバスト中心へ何度もゆっくりスライド。

＊腕とバストを引き離すイメージ。

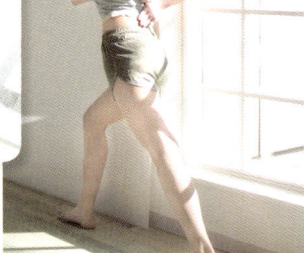

Backside

⑤ 逆サイドも同じように行う。

１週間続けたあとの身体の変化

- 肉の量が増える。
- バスト内側の
ボリュームが増える。
- 肩が下がる。
- 巻き肩が改善される。
- 顔がシュッとする。

できていたら
チェック！

心と胸の
柔らかさは比例します。
だから、心身のバランスを
取ることはとても大切。
胸のかたさや離れぐあいは
胸の中心にあるハートチャクラの開きぐあいと
連動しているのです。

ハートチャクラは感情をつかさどるもの。
自分の感情に嘘をつくことなく、
ありのままに表現できていますか?

悲しいこと、辛いことがあった時に、落ちこむことを恐れ
知らず知らずのうちに気持ちを抑えてしまう人は多いもの。

それと一緒に、嬉しいこと、楽しいこと、喜びまでも
抑えこんでいることに気づいていますか?

その抑圧を外したら、ハートチャクラが開いて
生き生きとしたたくさんの感情があふれ出します。
それは心も身体もポカポカにしてくれる、
愛のエネルギーなのです。

ではどうやって
ハートのチャクラは
開くのか？

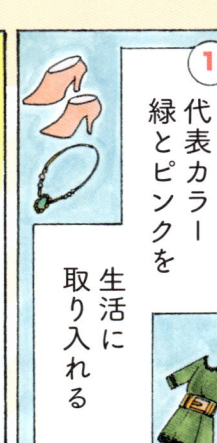

① 代表カラー
緑とピンクを
生活に
取り入れる

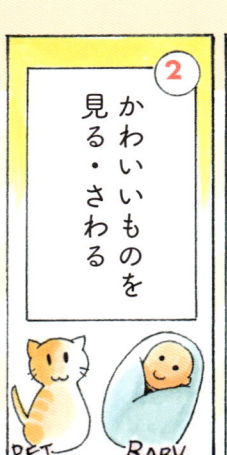

② かわいいものを
見る・さわる

PET　BABY

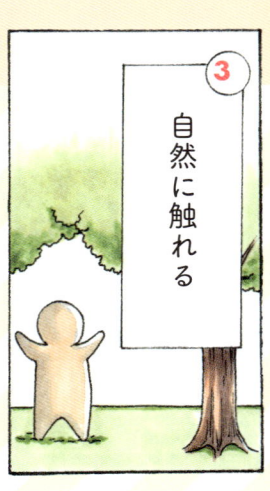

③ 自然に触れる

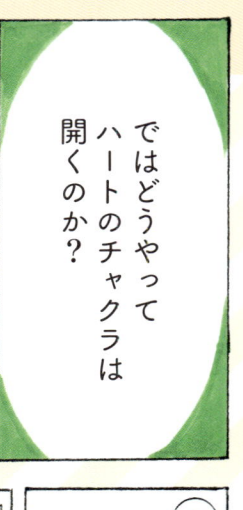
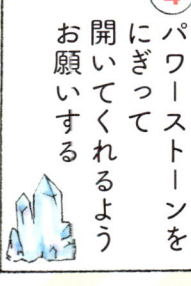

④ パワーストーンを
にぎって
開いてくれるよう
お願いする

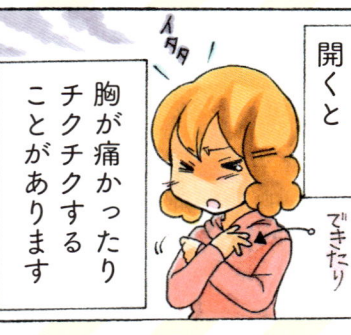

閉じて
いたものが
開くと

胸が痛かったり
チクチクする
ことがあります

タタ
肌にブツブツが
できたり

こうした
開こうとする
過程を
くり返すと

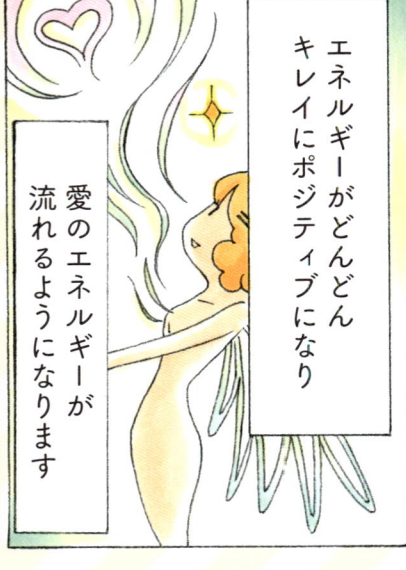

エネルギーがどんどん
キレイにポジティブになり

愛のエネルギーが
流れるようになります

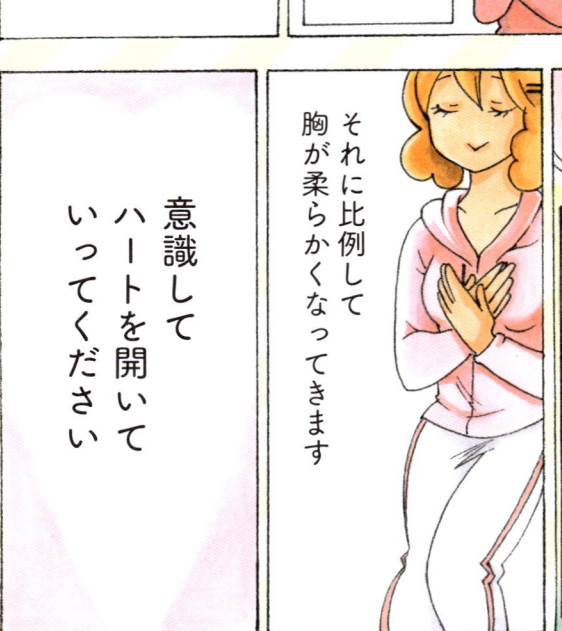

それに比例して
胸が柔らかくなってきます

意識して
ハートを開いて
いってください

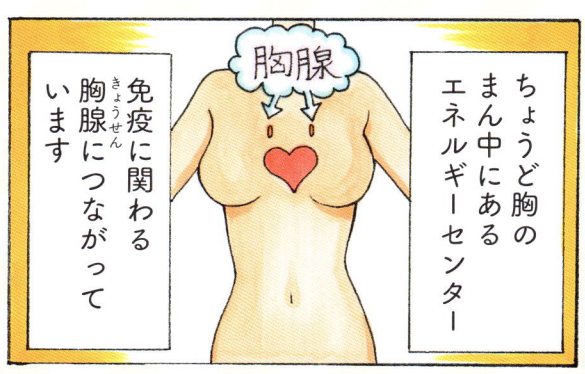

胸腺

免疫に関わる胸腺（きょうせん）につながっています

ちょうど胸のまん中にあるエネルギーセンター

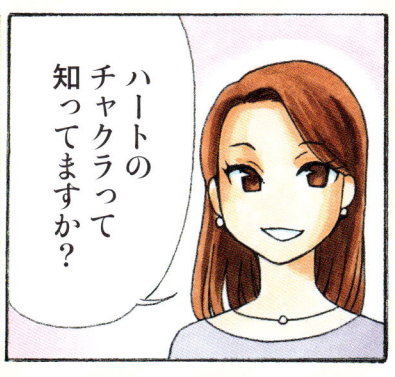

ハートのチャクラって知ってますか？

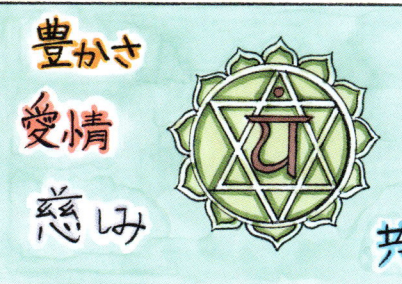

豊かさ
愛情
慈しみ

思いやり
許し
共感
友情

これらのあたたかいエネルギーが出ていると言われます

そこから

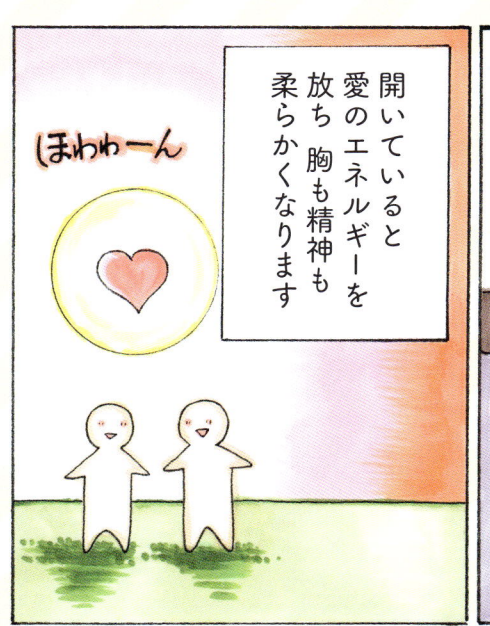

ほわゎーん

開いていると愛のエネルギーを放ち胸も精神も柔らかくなります

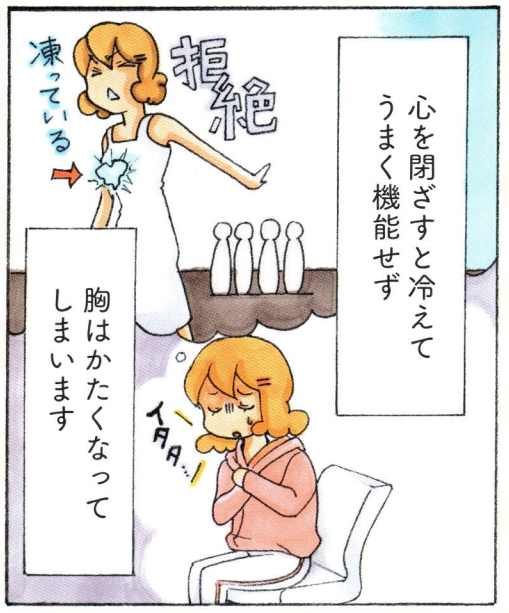

凍っている

拒絶

心を閉ざすと冷えてうまく機能せず

胸はかたくなってしまいます

メンタル書きこみノート

次の質問にあなたなりに答えてみてください。

今日、自分の中で、やってよかったと思うことはなんですか?

＊その気持ちを、たっぷり味わってみましょう❤

今、人から言われたら 嬉しい言葉はなんですか？

*その言葉を、愛をもって自分自身にかけてみましょう

> バストの上にお肉が移動してきているのを楽しみましょう！
> ブラジャーを付けた時にわかりやすいです。

初めから完璧なんてない。

不安を乗りこえ、私は向かっていこうと思う。

自分の新たな可能性を、閉ざしたくないから。

自分を信じて

Believe in yourself.

9th week

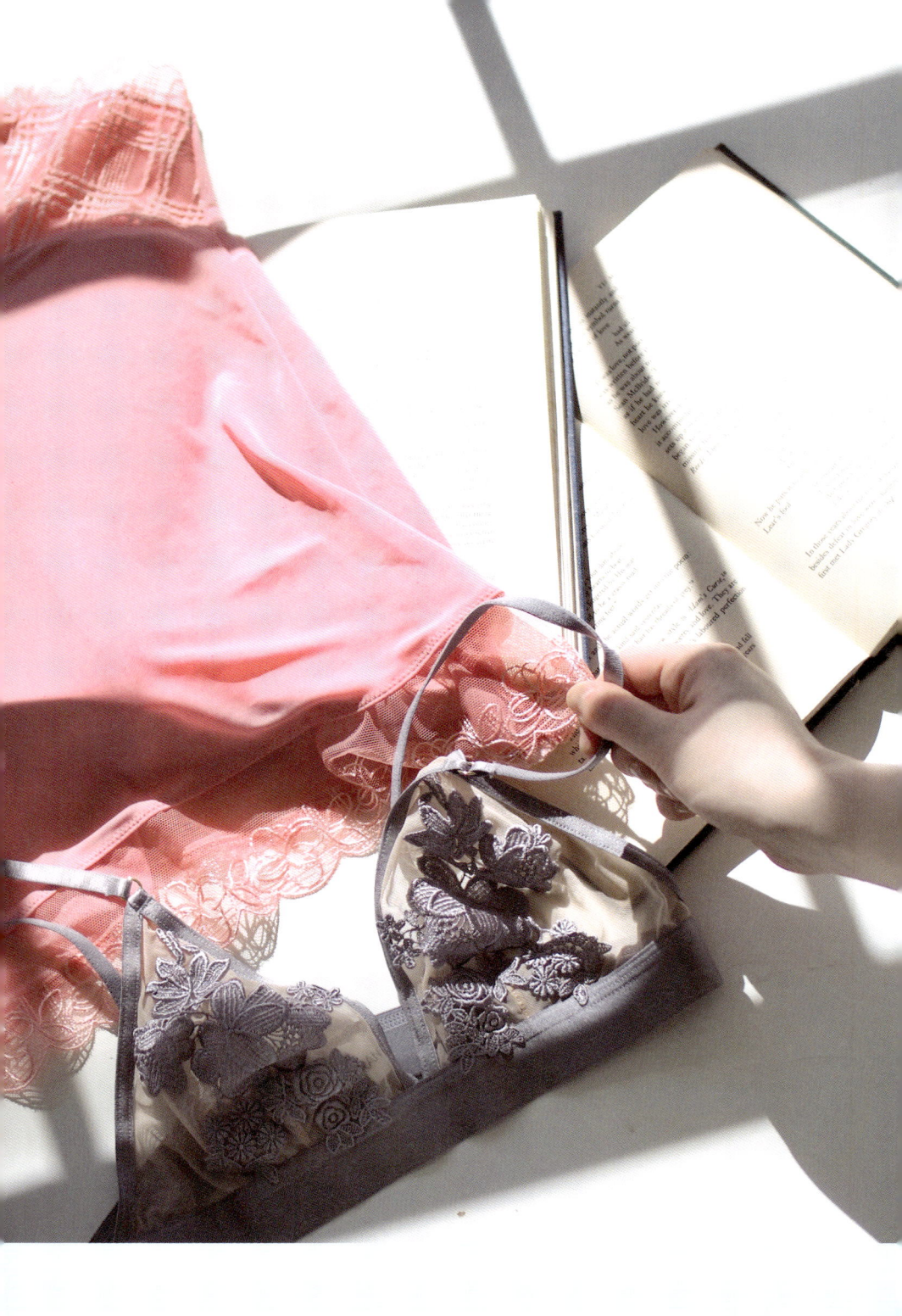

マシュマロ美乳ストレッチ

マシュマロバストへ！

9th week

さわりたくなるような
ふわふわなバストをつくっていきましょう。

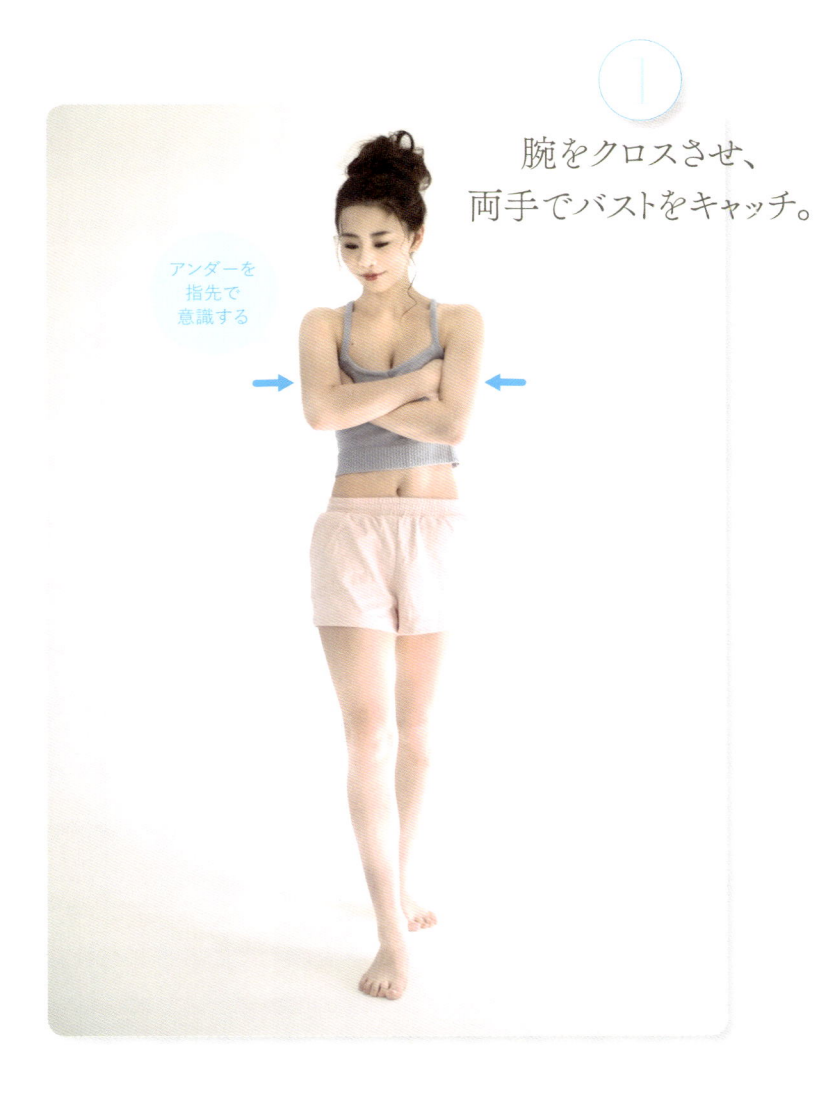

腕をクロスさせ、
両手でバストをキャッチ。

アンダーを
指先で
意識する

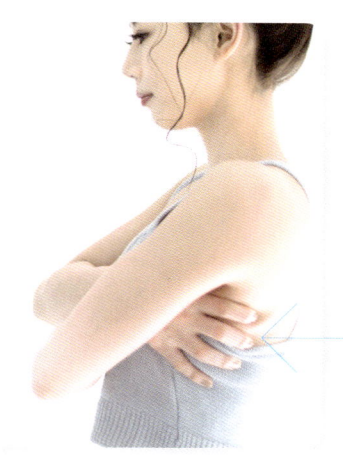

深呼吸しながら、バストの
中心へゆっくりスライド。

＊お肉を移動させ
谷間をつくるイメージ。

Point
指先、指の圧を強めに。

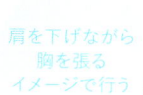
肩を下げながら
胸を張る
イメージで行う

バストを
集めていく

両手をバストの
中心にスライド。

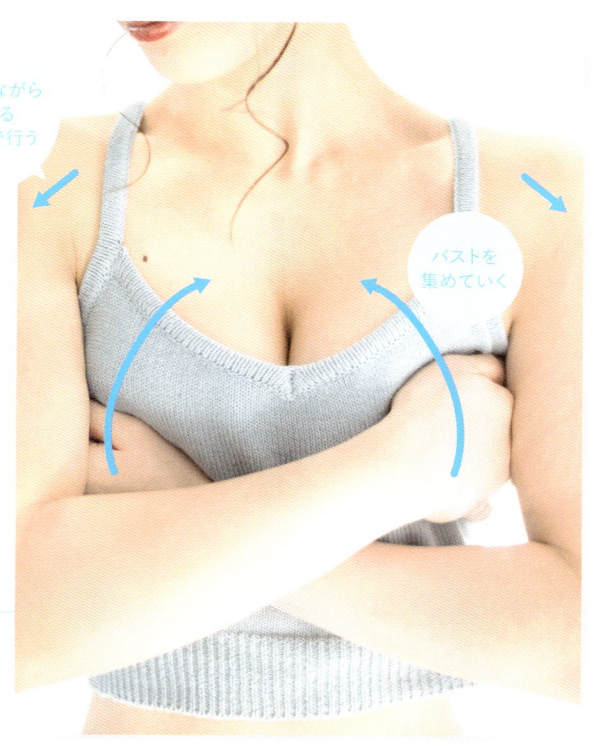

Point
洋服を着ている場合、ブラジャー
のワイヤーがある方は、ワイヤー
の下に手を添えて、バスト中心
へ向かって押し上げるのがおす
すめ。

2分間かけてゆっくり何度かスライド。

マシュマロバストへ！
9th week
１週間続けたあとの身体の変化

- バスト内側（谷間近辺）の
  ボリュームが増える。
- バストが柔らかくなる。
- 下乳のフォルムが整う。

できていたら
チェック！

新しいことへのチャレンジには、

恐怖や不安がともないます。

やりたい気持ちがある反面、未知の世界への恐れから

なかなか踏み出せずにいる人も多いでしょう。

けれど、チャレンジすることが

後悔しない自分らしい人生を送るきっかけになるのです。

失敗したって大丈夫。

それが全部、経験という宝になっていきます。

初めから完璧を目指すより

やりたいという素直な気持ちを大切にしましょう。

自分で決めて、自分で一歩踏み出すのです。

そこで出会う魅力的な自分が、

ゆるがない自信へとつながるでしょう。

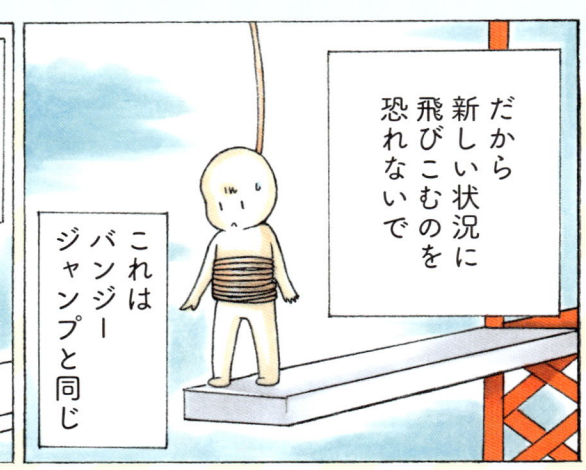

だから新しい状況に飛びこむのを恐れないで

これはバンジージャンプと同じ

ジャンプするのに

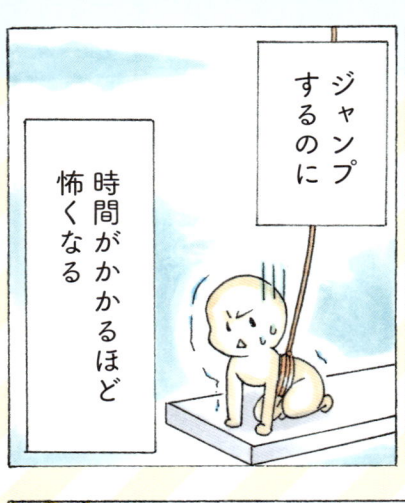

時間がかかるほど怖くなる

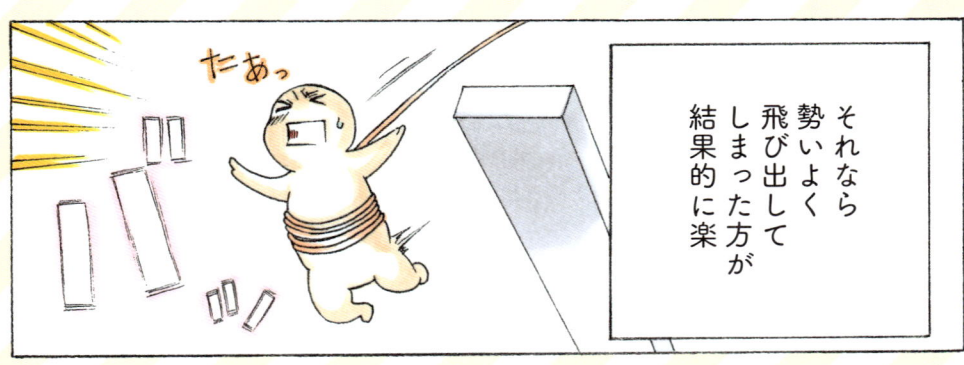

たぁっ

それなら勢いよく飛び出してしまった方が結果的に楽

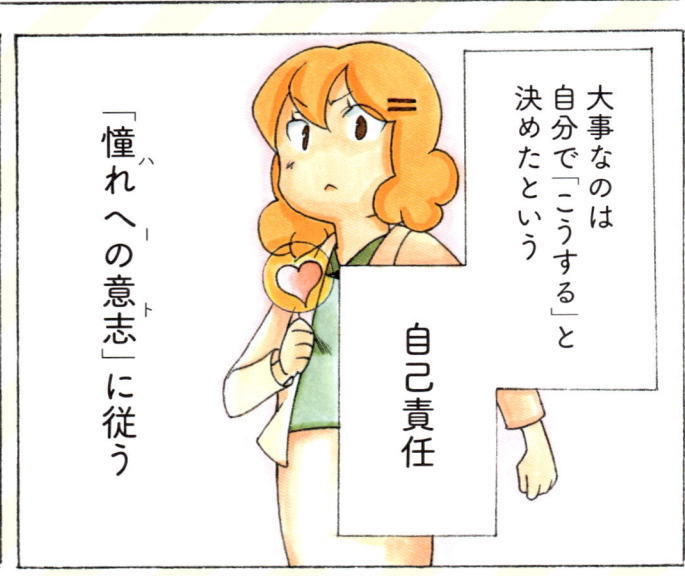

大事なのは自分で「こうする」と決めたという

自己責任

「憧れ（ハート）への意志」に従う

そしてどんどん「成功体験」を積んで自信をつけていきましょう

自信は成功体験の積み重ね

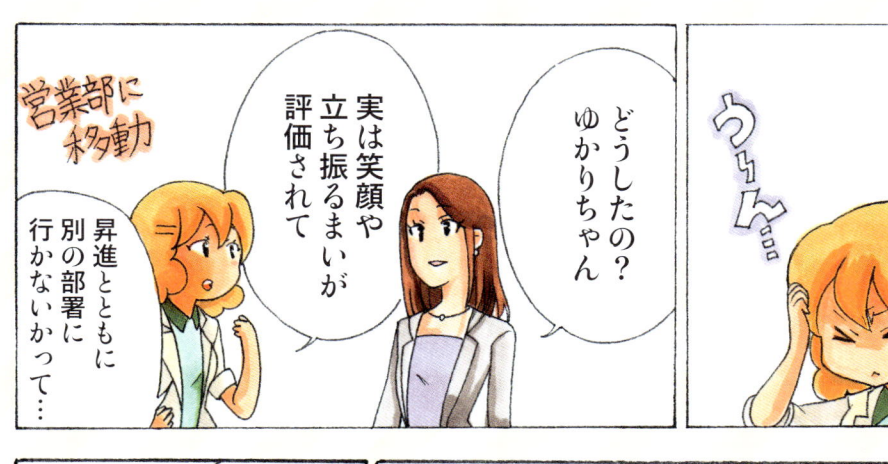

営業部に移動

昇進とともに別の部署に行かないかって…

実は笑顔や立ち振るまいが評価されて

どうしたの？ゆかりちゃん

うぃ…ん…

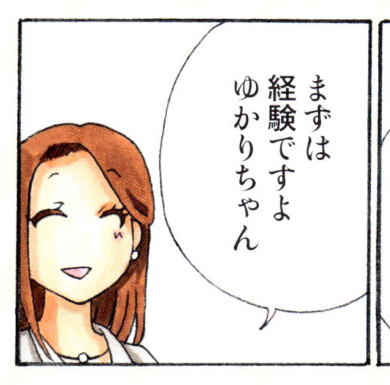

まずは経験ですよゆかりちゃん

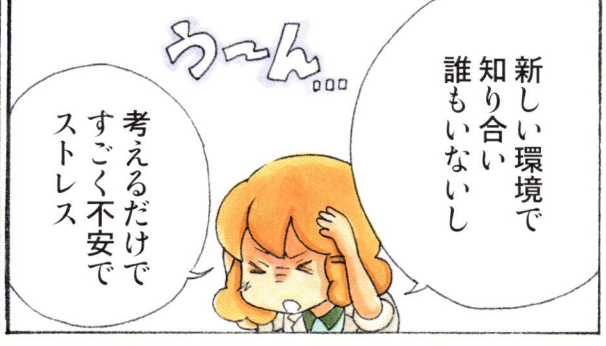

う〜ん…

考えるだけですごく不安でストレス

新しい環境で知り合い誰もいないし

人は初めて自信がついて輝けるのです

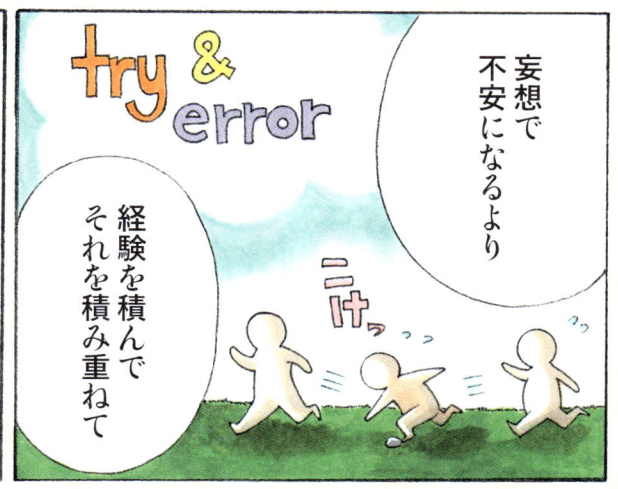

try & error

経験を積んでそれを積み重ねて

妄想で不安になるより

誰かのちょっとした行動が苦手？

その行動は、実は自分がやりたかったことかもしれない。

認めたら、またひとつ壁を超えていけるはず。

自分の魅力に気づいて

Realize that you are attractive.

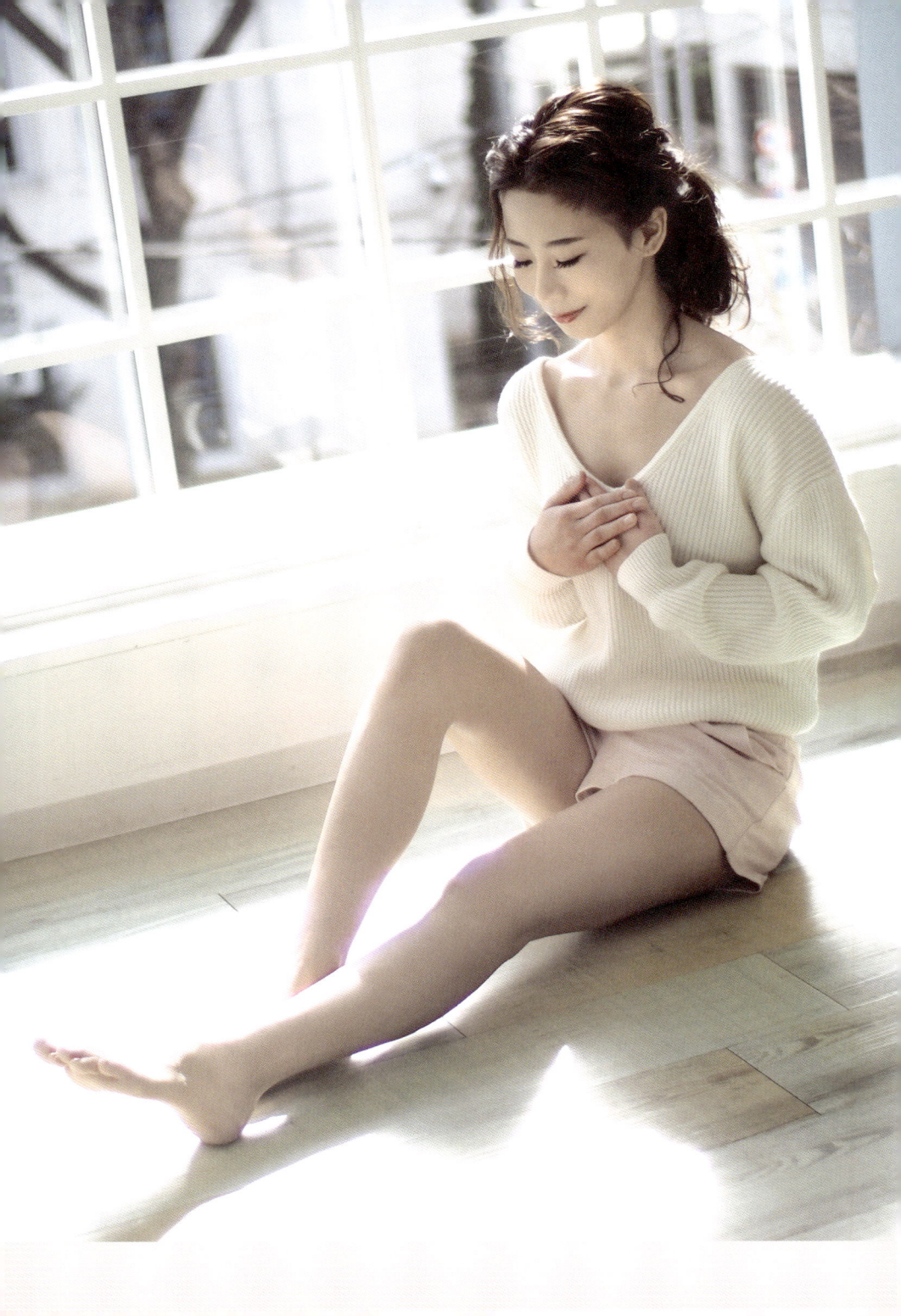

鎖骨美人に…!!

10th week

デコルテとバストの
メリハリをつくっていきましょう。

後頭部を壁に付け、
頭・首を安定させて、
鎖骨中央下に
両手をセット。

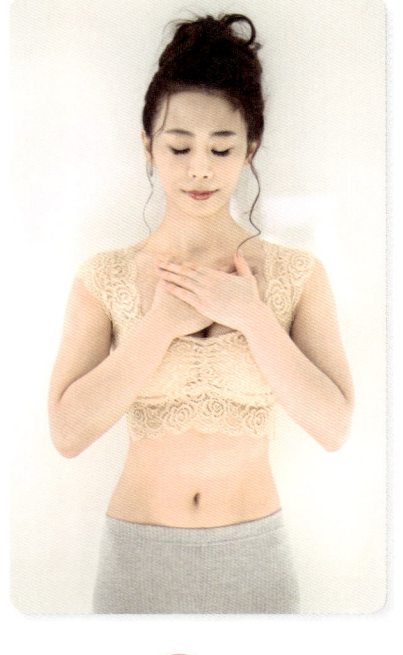

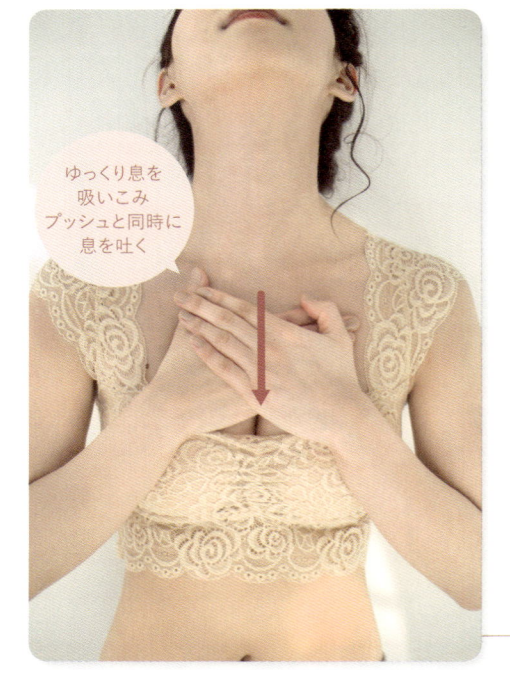

ゆっくり息を
吸いこみ
プッシュと同時に
息を吐く

セットした手をプッシュ
しながら下へスライド。
デコルテ、首のスジが
伸びているのを感じたら、
10秒静止。

Point

後頭部が壁から離れないようにする。

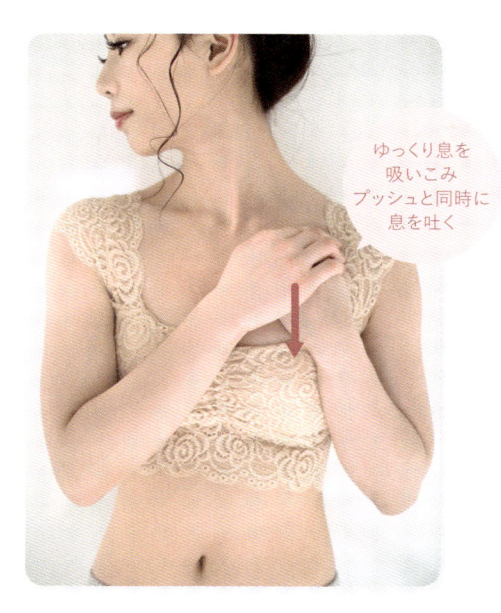

ゆっくり息を
吸いこみ
プッシュと同時に
息を吐く

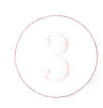

右に顔を向け、
グーに手を添え
左鎖骨下にセットし、
プッシュしながら
下へスライド。
スジが伸びているのを
感じたら、10秒静止。

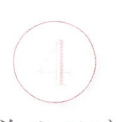

逆サイドも
同様に行い、
10秒静止。

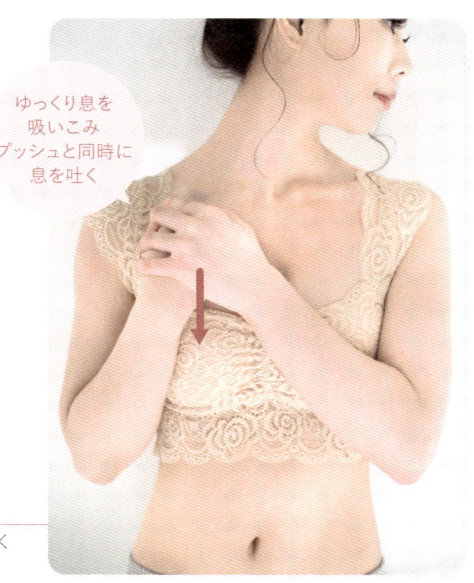

ゆっくり息を
吸いこみ
プッシュと同時に
息を吐く

Point

呼吸をしていく時は、「はー」とため息のようにゆっくり吐きながら行うのが効果的。

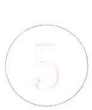

1カ所につき、10秒×2セット行う。

鎖骨美人に…!!

1 週 間 続 け た あ と の 身 体 の 変 化

・デコルテとバストの境界線が
できてメリハリがつく。
・鎖骨が出やすくなる。
・顔のトーンが上がり、
輪郭がシュッとしてくる。

できていたら
チェック!

他人への苦手意識は、

素直になれない心の反応。

いろいろな人と関わっていると

この人とは馬が合わない、と苦手意識を持つことがあります。

それは、自分の心の奥と密接な関係があるのです。

実は、自分が出せない魅力を他人に見つけて、

嫉妬しているんです。

魅力とは、まだ気づいていない「本当の自分らしさ」。

それを表に出したいと心が望み、反応しているんです。

自分の内面は、実はとってもわかりにくいもの。

だからこそ誰かに対して反応する心を、

しっかり見つめることが大切です。

自分らしさに気づくことが

その魅力を人一倍輝かせる、第一歩なのです。

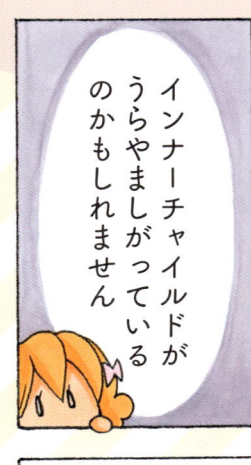

インナーチャイルドがうらやましがっているのかもしれません

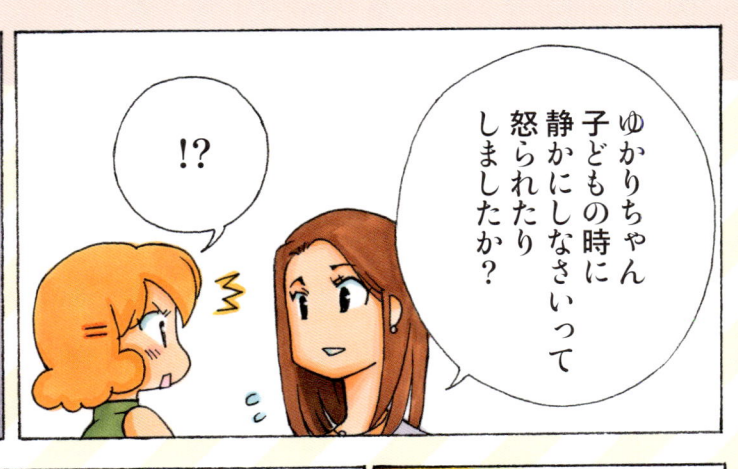

ゆかりちゃん子どもの時に静かにしなさいって怒られたりしましたか？

!?

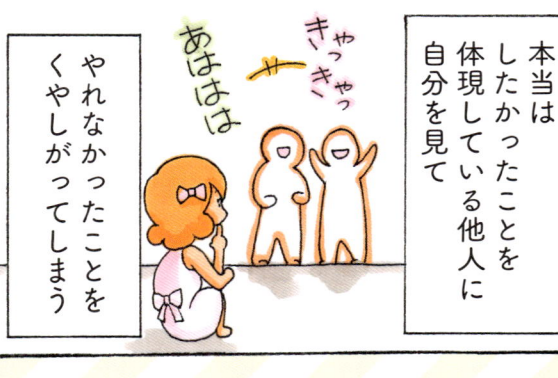

本当はしたかったことを体現している他人に自分を見て

やれなかったことをくやしがってしまう

あはは

きゃっきゃっ

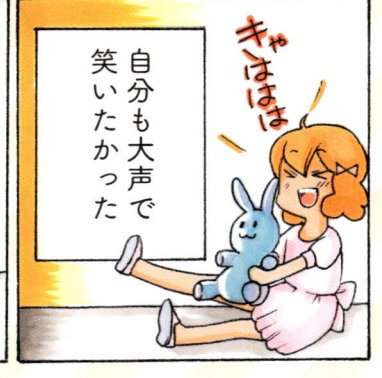

自分も大声で笑いたかった

きゃはは

それが「嫌い」という「感情」になってしまう

そういうことか…

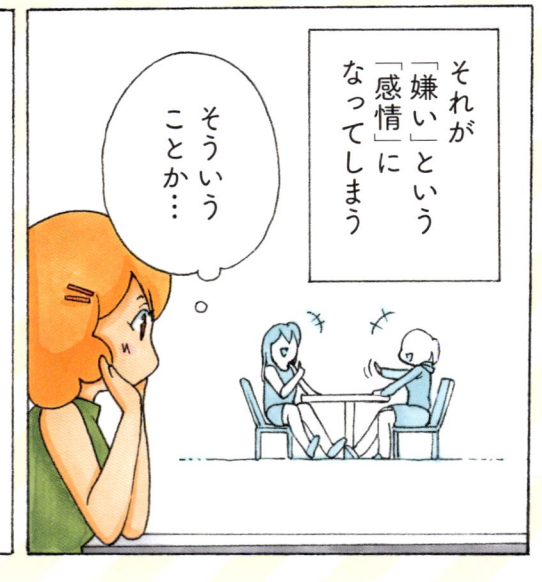

そうなのだと認めてしまうと不思議と気にならなくなりますのでイライラしたらこの法則を見つけてみて♪

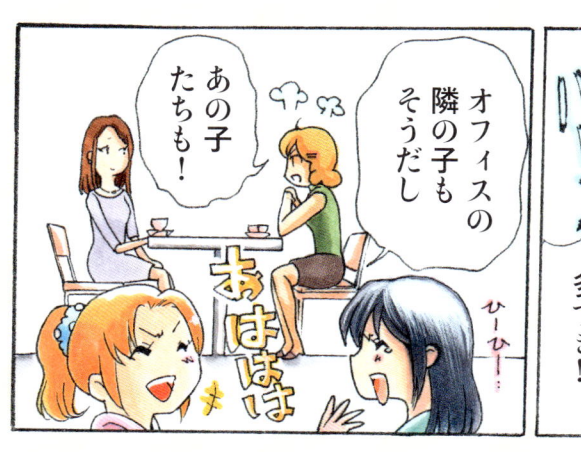

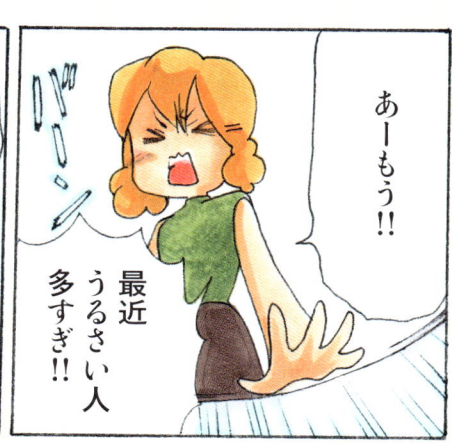

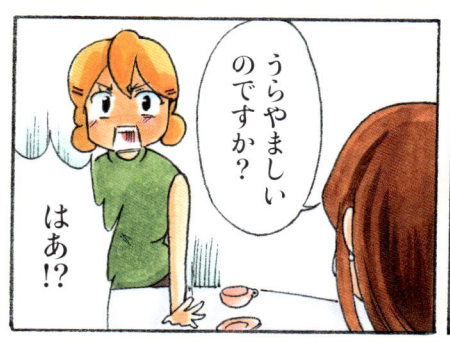

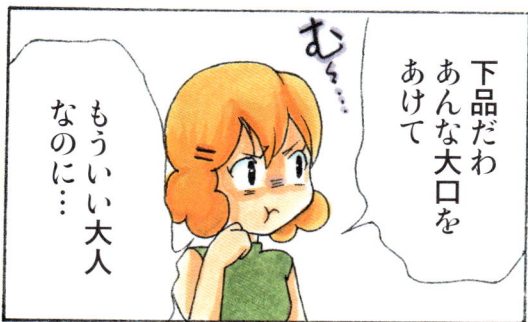

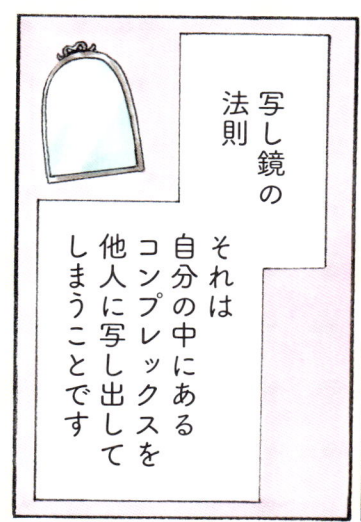

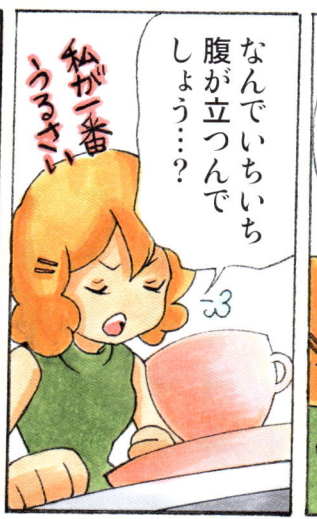

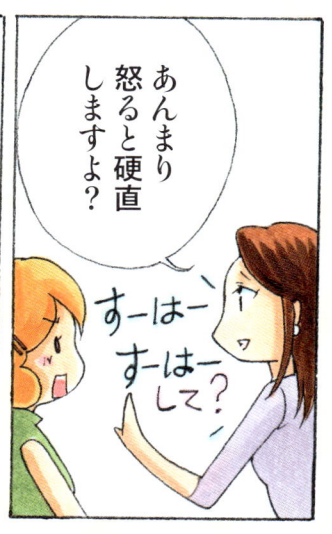

メンタル書きこみノート

次の質問にあなたなりに答えてみてください。

問題が生じた時に、
自分でどんな切り返しをしますか？

＊たとえば、笑い飛ばす、考えこむ、怒りだす、など。

＊自分で回避法がつくれていることは、すごくよいことです❤

相手に知ってもらいたい
自分ってどんなところ?

*あらためて気づくことが大切です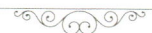

今週はバストのボリュームが増えてきているので、
鎖骨くらいまで上げるイメージで手を動かしてみて。
乳首に少し触れ刺激することで、愛情&幸福ホルモン(オキシトシン)が分泌されます。
これは人間関係には必要なホルモンなのです❤

褒めてもらえなければ、他人から必要とされてない？
そんなネガティビティーは、自分の愛で
はじけ飛ばしてしまおう。がんばっていることは、
自分自身が誰より知っているのだから。

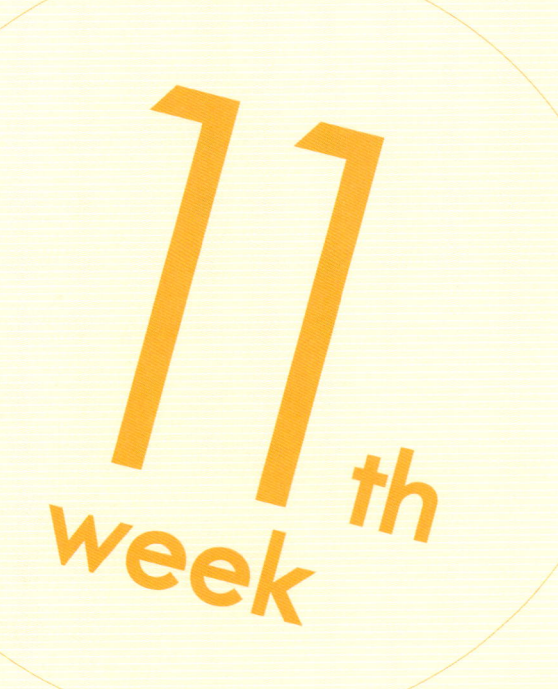

**11th
week**

自分を愛そう！

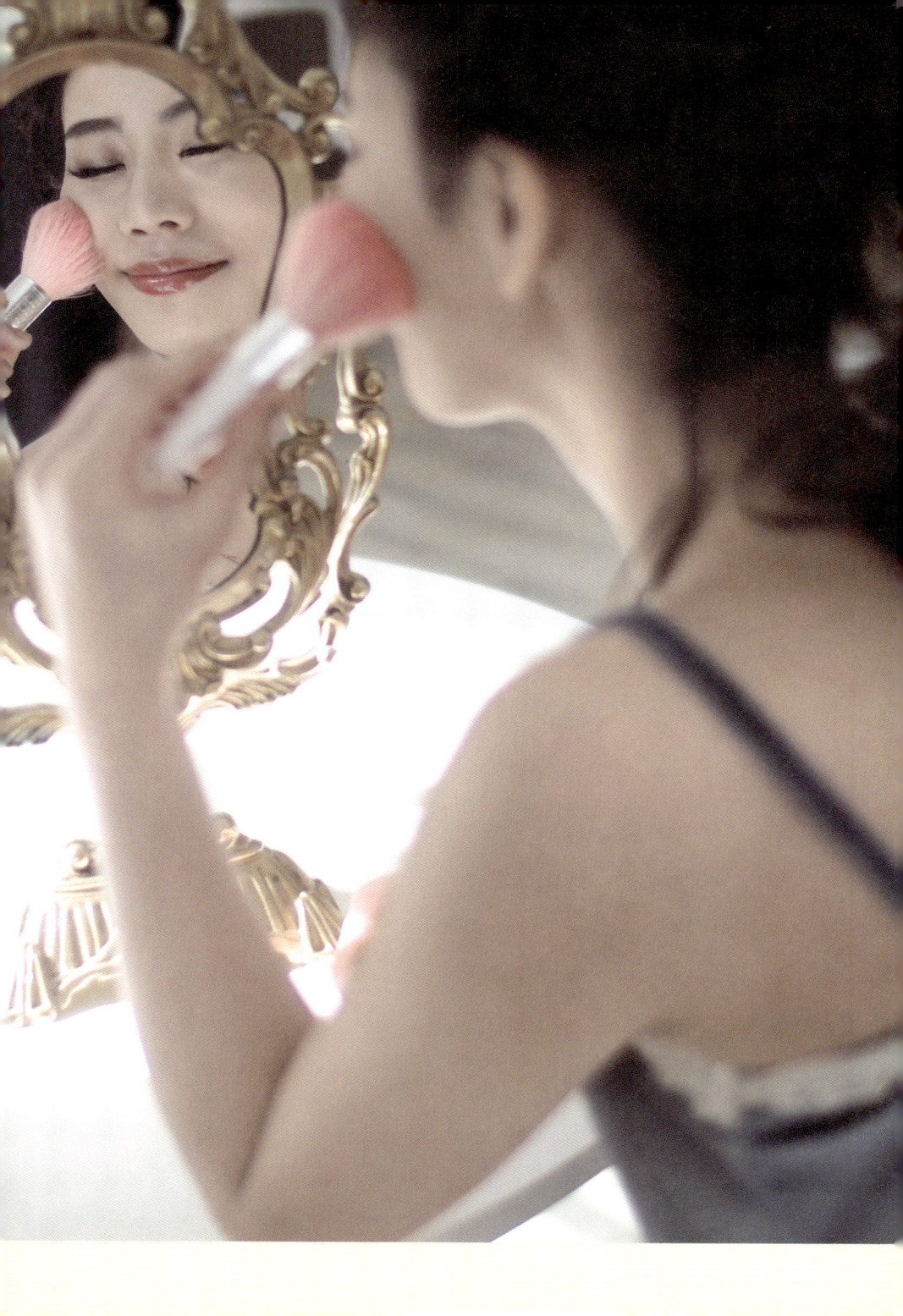

マシュマロ美乳ストレッチ

丸みのあるバストへ！

11th week

理想の丸みのある立体的なバストの
土台をつくっていきましょう。

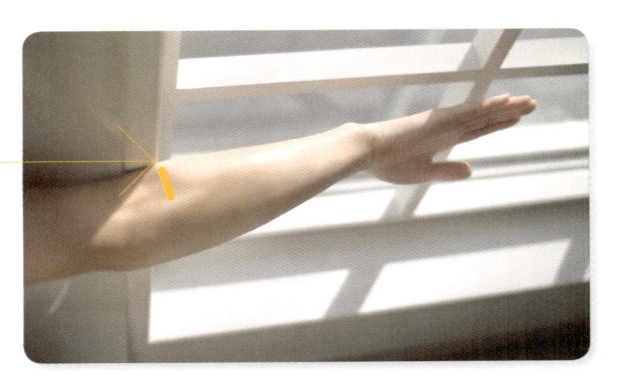

Point
腕の外側（手の甲側）の
ヒジ下を壁に当てる。

① 腕を肩の少し
下の位置にセット。

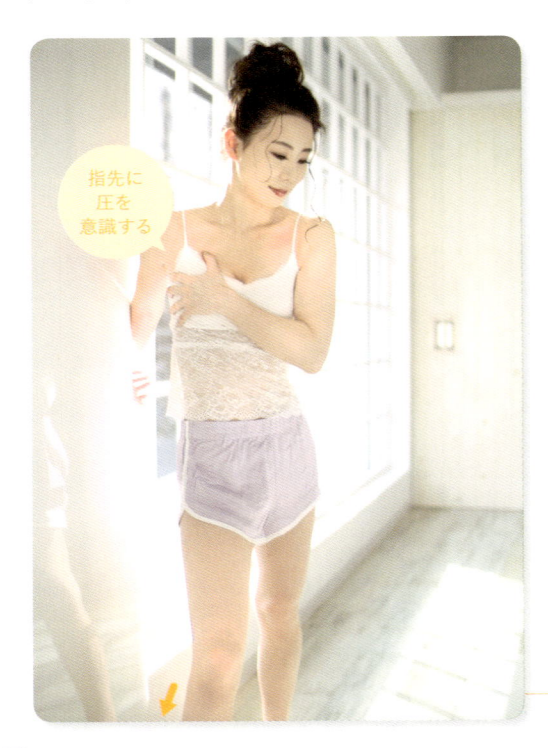

指先に
圧を
意識する

② 反対の手で、
バスト＋アンダーに
逃げたお肉を
キャッチ。
＊バスト自体を
わしづかみするイメージ。

Point
手と同サイドの足を前に出す。

バストの中心に向かってゆっくりスライド。

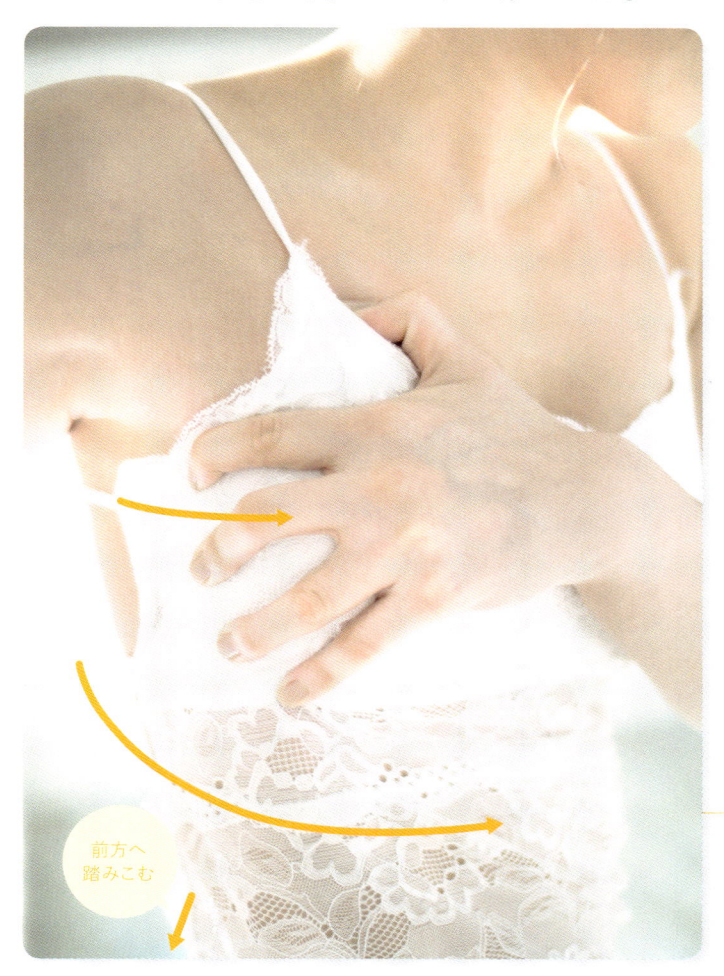

前方へ
踏みこむ

Point

スライドする時、
「はー」とため息
をつくように吐き
ながらゆっくり伸
ばしていくのが効
果的。

スジが伸びている体感が
あるのを確認し、1分間かけて、
ゆっくり何度かスライド。

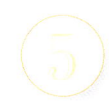

逆サイドも
同じように行う。

１ 週 間 続 け た あ と の 身 体 の 変 化

- バスト内側のフォルムが
  丸みを帯びて、
  ボリュームが増える。

できていたら
チェック!

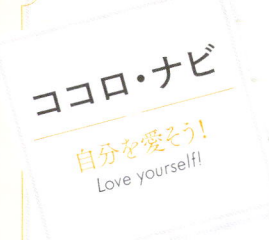

ココロ・ナビ

自分を愛そう!
Love yourself!

さらにバストアップするのに大切なのは
ナルシズム（自己顕示欲）と自尊心のバランス。
それは、他人に求める愛情と、自分で満たす愛情の違い。

自分で自分のことを褒めてあげていますか?

褒められたい、認められたいと愛情を他人から満たそうとする
ナルシズムは、自分を認めていないことの裏返し。
その隠れたネガティビティーが、筋肉を収縮して
じわじわと胸の形を崩してしまいます。

魅力的な胸を維持するのは、ポジティブな自尊心。
今の自分と、選んだ人生をありのまま受け入れ
めいっぱい褒めてあげましょう。

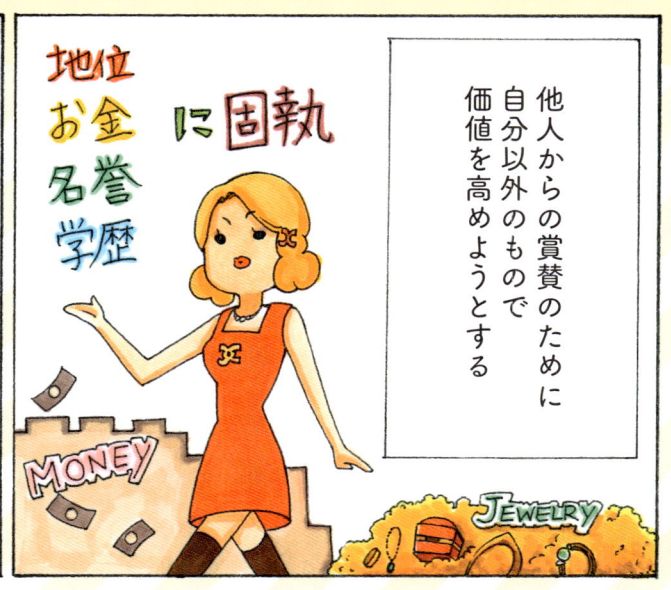

地位
お金
名誉
学歴
に固執

他人からの賞賛のために
自分以外のもので
価値を高めようとする

その固執(こしつ)の
エネルギーが
他人に
伝わって
しまう

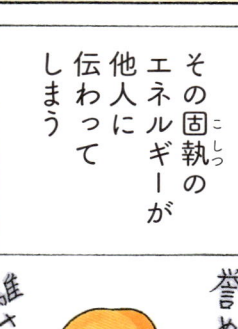

誉めてくれるまで
離さない…！
COMPLEX
他人

自尊心が高いと
自分の生身ひとつで
価値があると感じるので
他人の賞賛を
そこまで必要としない

そうすると
楽に生きられるし
他人に目を向ける余裕を
持つことができます

さらに
人のことに気づき
優しくできるので
それが自分に返ってきます

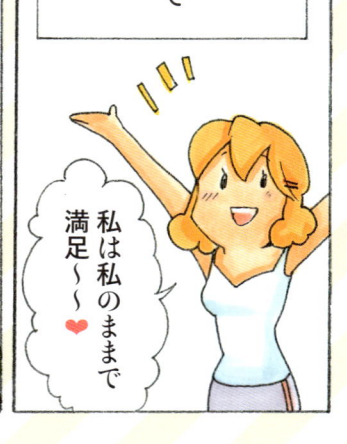

私は私のままで
満足〜〜

どうしたの
大丈夫？

やさしい…！

愛される人になるには まず
自分を認め愛してあげてください

自分を認め愛すること

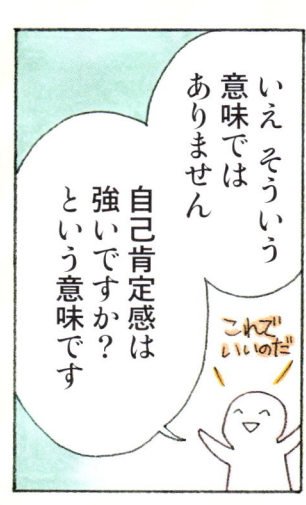

いえ そういう
意味では
ありません

自己肯定感は
強いですか？
という意味です

これでいいのだ

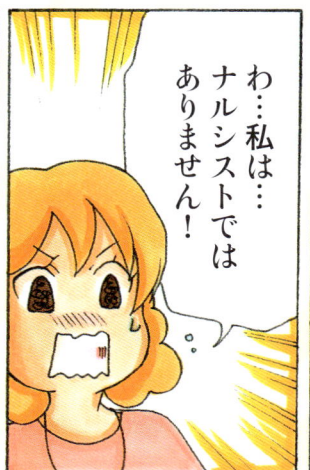

わ…私は…
ナルシストでは
ありません！

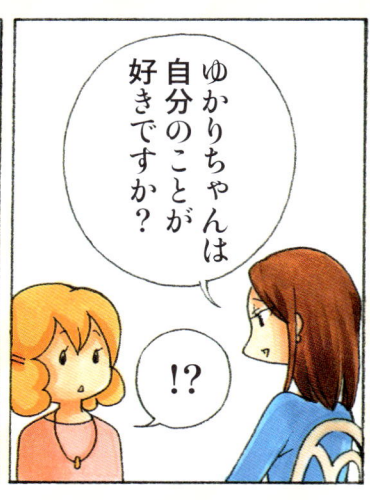

ゆかりちゃんは
自分のことが
好きですか？

！？

「ナルシズム」が
強すぎるのが
嫌われるの
です

これは間違いです

自分を好き
＝
イタイ人

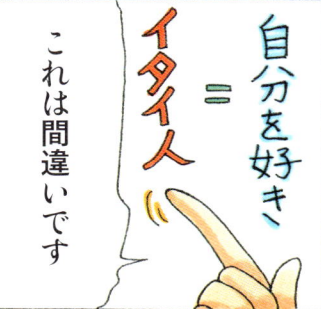

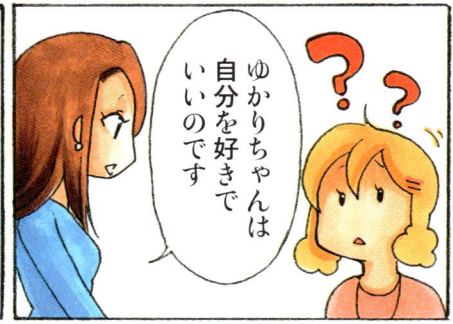

ゆかりちゃんは
自分を好きで
いいのです

？ ？

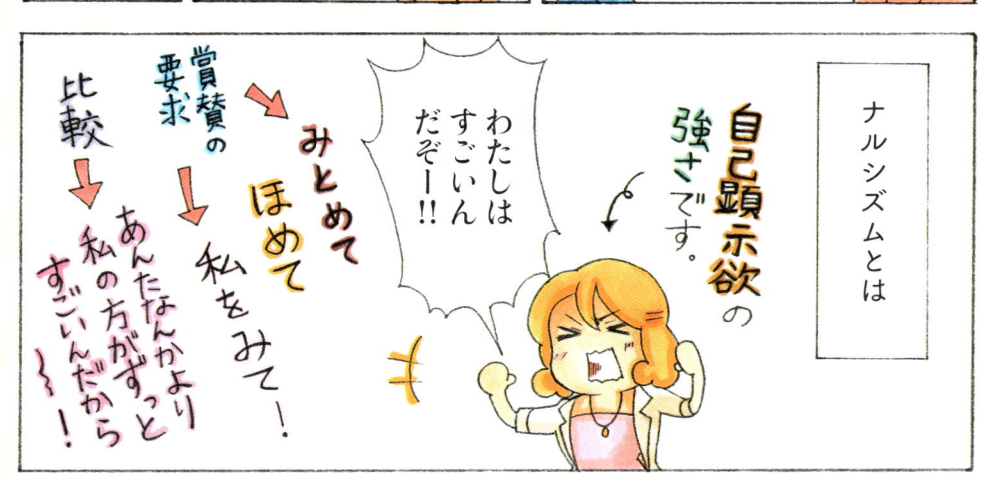

比較

賞賛の
要求

みとめて
ほめて
私をみて！

あんたなんかより
私の方がずっと
すごいんだから
〜！

わたしは
すごいん
だぞー!!

自己顕示欲の
強さです。

ナルシズムとは

メンタル書きこみノート

次の質問にあなたなりに答えてみてください。

以前できなかったけれど、
今できるようになったことはなんですか？

* 今までつちかってきた自分の努力や経験をピックアップすることで
それが自分の宝物だということがわかります❤

スタート時から少しずつ変わってきた、
バストの変化を書きだしてみましょう。

＊たとえば、なかった下乳ができた、
ボリュームが増して形がくっきりしてきた、など。

＊努力は確実にあなたのものになっています。もうひと息ですよ

すべてに感謝を

Thanking everything.

新しい扉を開き、努力した自分を認めましょう。
そして周りに存在する、あらゆるものに感謝を。
がんばった自分に、今を支えてくれるすべてに、
心からありがとう。

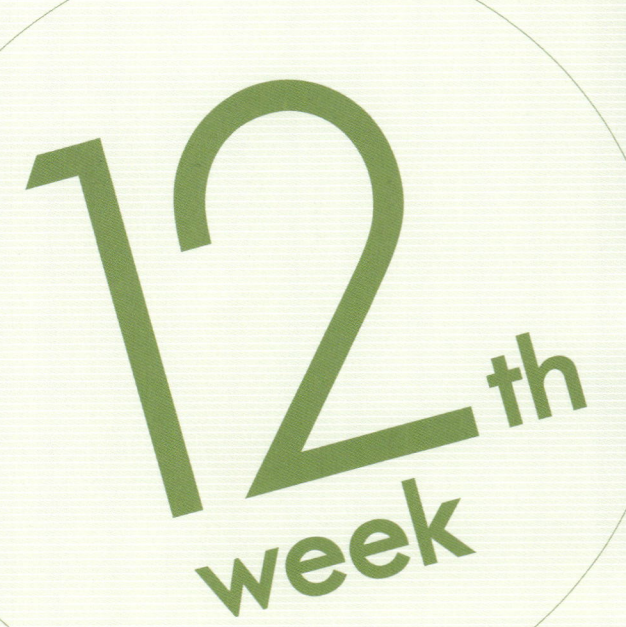

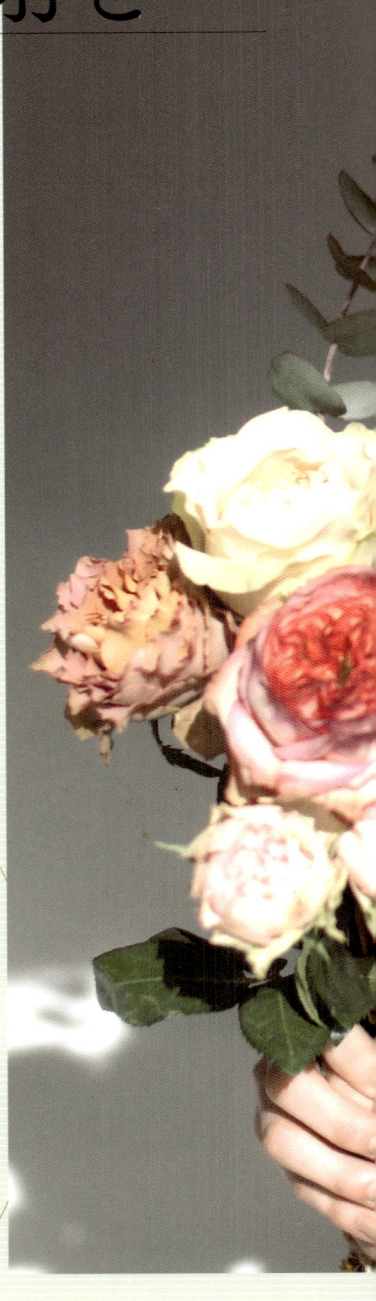

12th
week

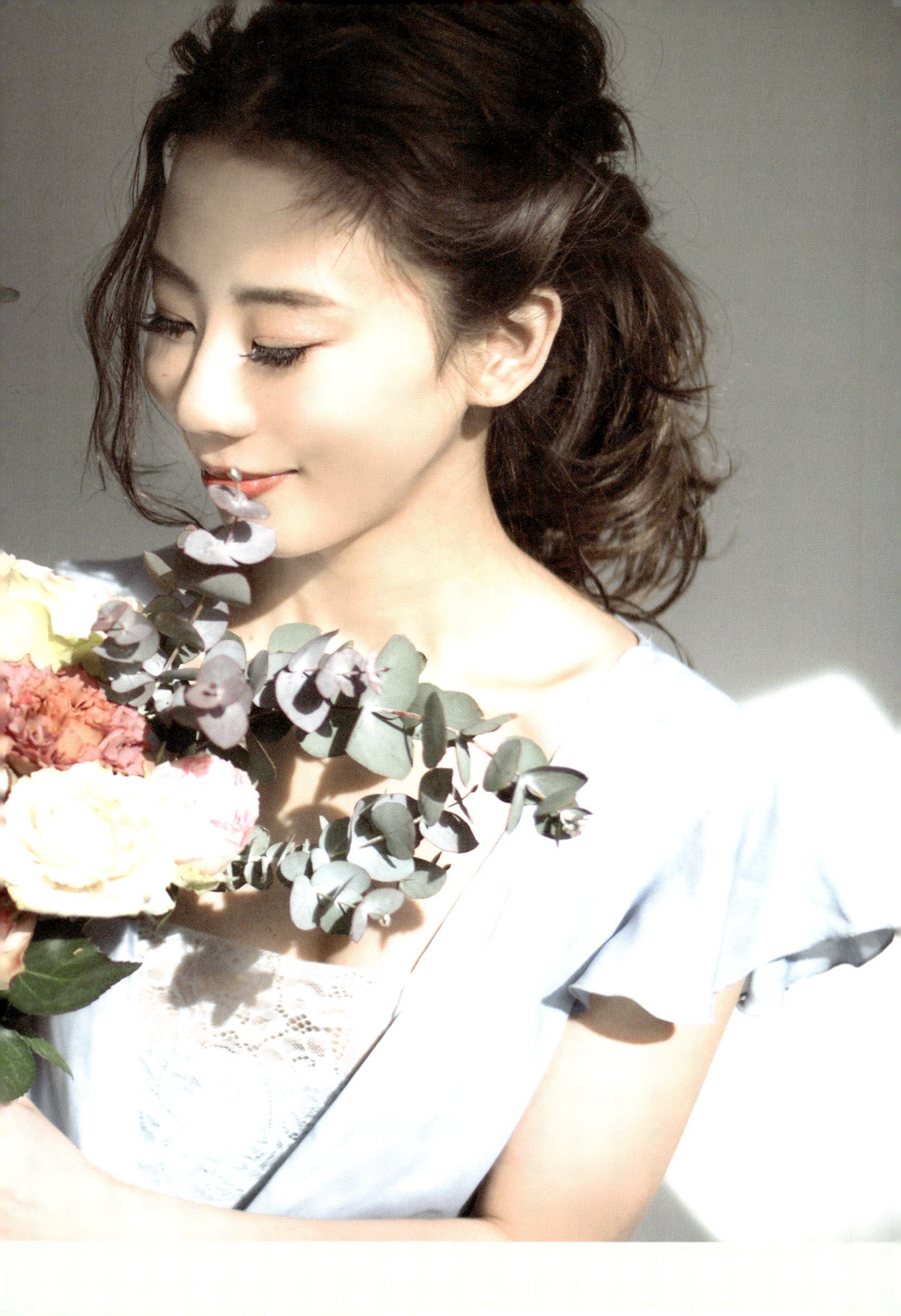

バランスのとれたマシュマロバストへ！

12th week

左右のバランスを整え
ふわふわなバストをつくっていきましょう。

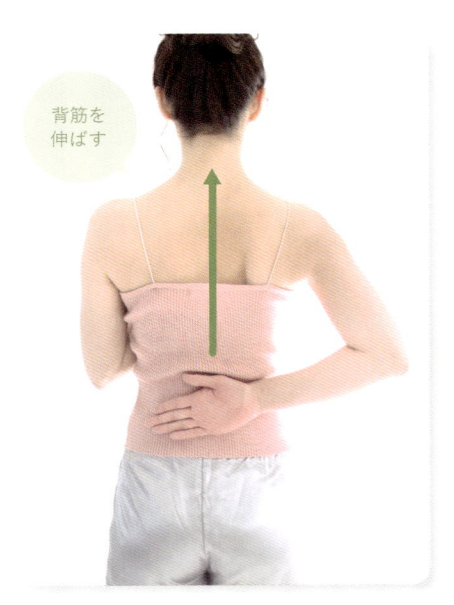

背筋を
伸ばす

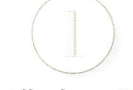

腕を背中へ回す。

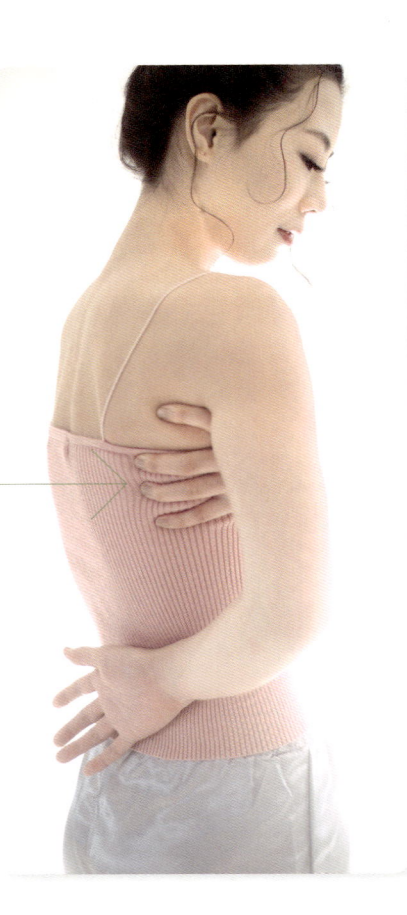

P<small>oint</small>

指先が肩甲骨に触れるように。

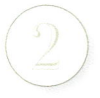

反対の手で、
ワキ肉をキャッチ。

＊指先を意識し圧を強めに。

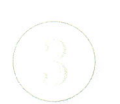

バストの中心へ
向かって手を
ゆっくりスライド。

＊腕とバストを引き離す
イメージ。

肩を後ろに
引く

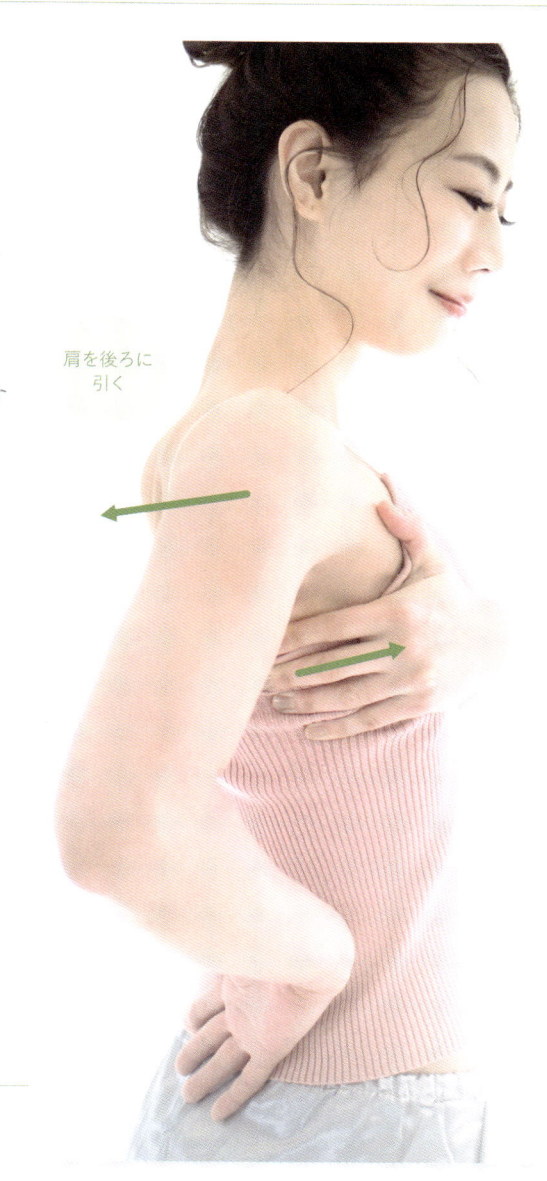

Point

肩を後ろに引く時に、「はー」とた
め息のように吐きながらゆっくり
伸ばしていくのが効果的。

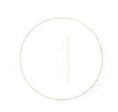

1分間かけて、
ゆっくり何度かスライド。

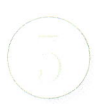

逆サイドも同じように行う。

１週間続けたあとの身体の変化

・柔らかさが増し、
重量が増える。
・左右のバランスが
整ってくる。

できていたら
チェック！

なりたいキレイを目指して、
努力を積み重ねてきた心と身体。
その自分自身を受け入れて、たくさん褒めてあげましょう。

私たちは、自分を生かしてくれている水、
空気、大地などたくさんのものに支えられています。
その中でも、親しくしてくれる人たち、叱ってくれる人たち、
愛してくれる存在すべてに心から感謝をしましょう。

心の底からの感謝は、幸福感をアップして
体の細胞を活性化してくれます。
ポジティブな思いを持ち続けることで、
胸は柔らかくなるとともに、自分らしくいられるのです。
そして、身体も心も本来の輝きを取り戻します。

自分は愛されている人。
さあ、自分でつくりあげた胸を自信として、
堂々と歩いていきましょう。

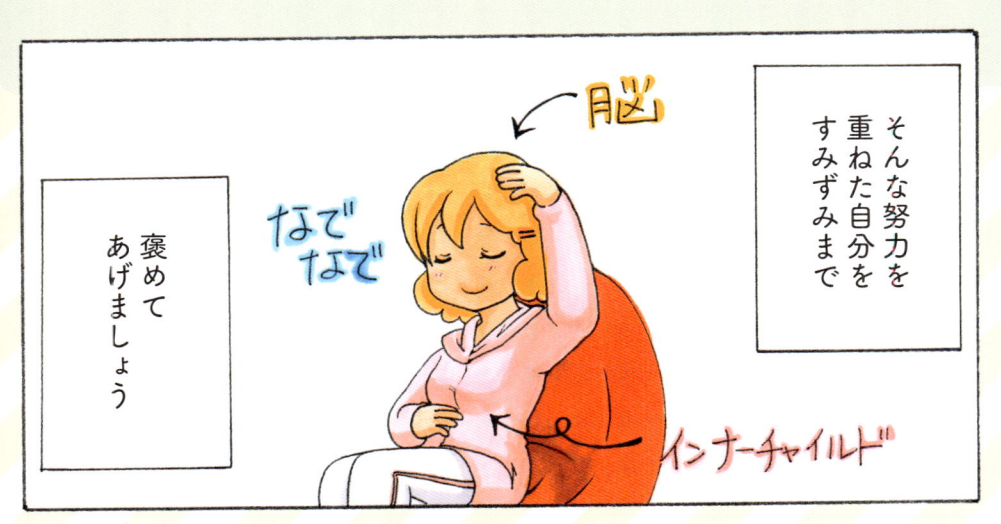

そんな努力を
重ねた自分を
すみずみまで

脳

なで
なで

褒めて
あげましょう

インナーチャイルド

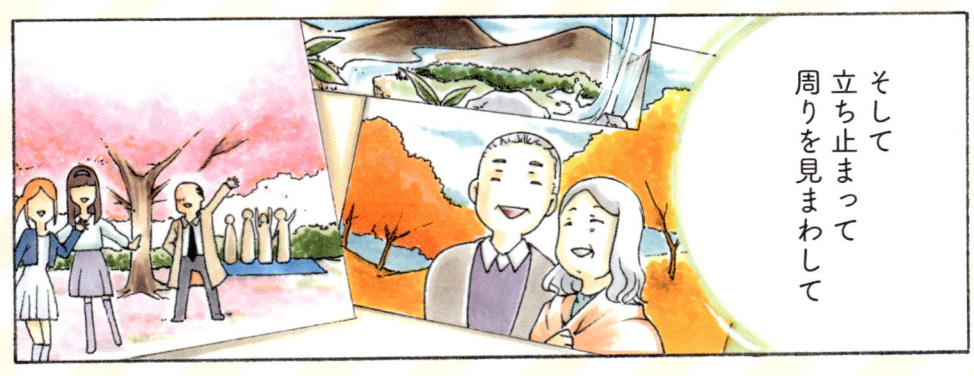

そして
立ち止まって
周りを見まわして

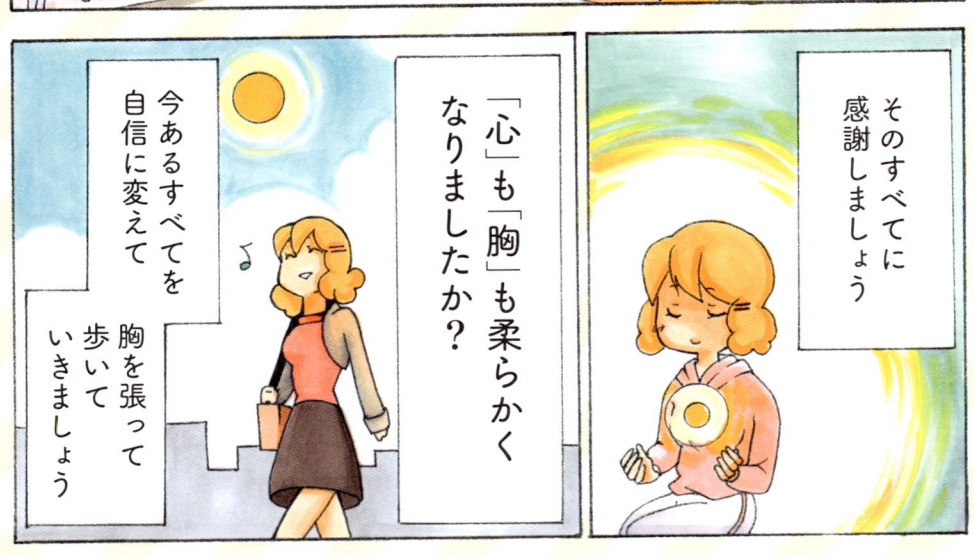

そのすべてに
感謝しましょう

「心」も「胸」も柔らかく
なりましたか？

今あるすべてを
自信に変えて
胸を張って
歩いて
いきましょう

がんばった自分にありがとう

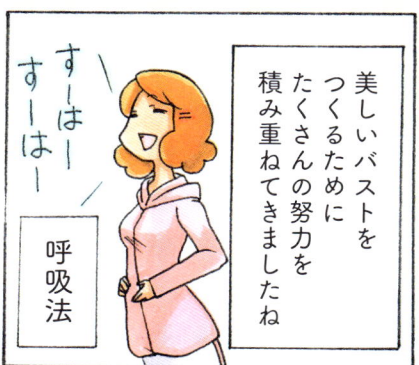

すーはー
すーはー

呼吸法

美しいバストを
つくるために
たくさんの努力を
積み重ねてきましたね

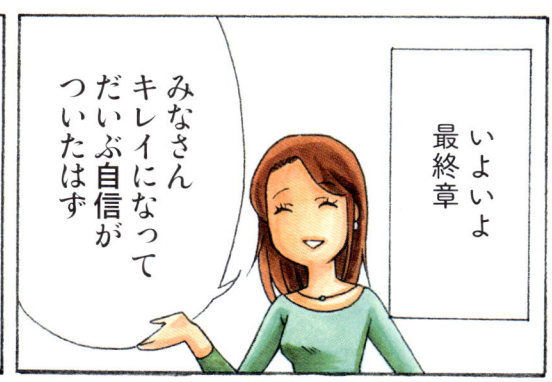

いよいよ
最終章

みなさん
キレイになって
だいぶ自信が
ついたはず

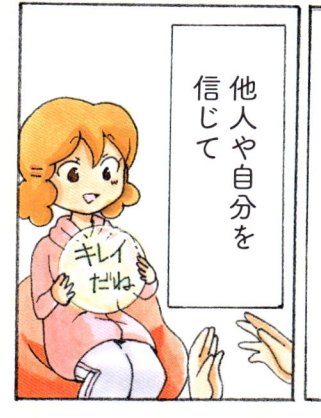

キレイ
だね

他人や自分を
信じて

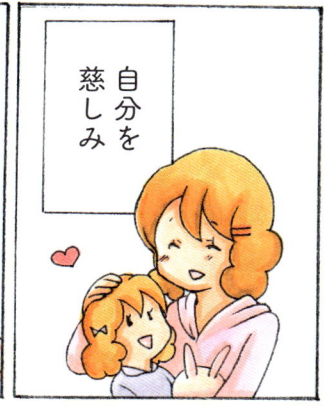

自分を
慈しみ

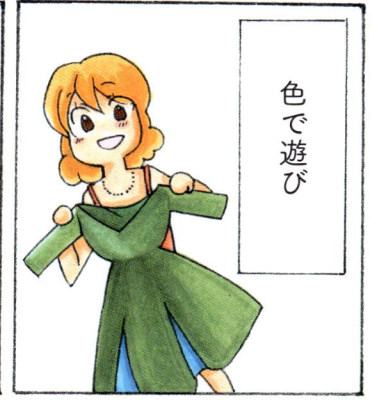

色で遊び

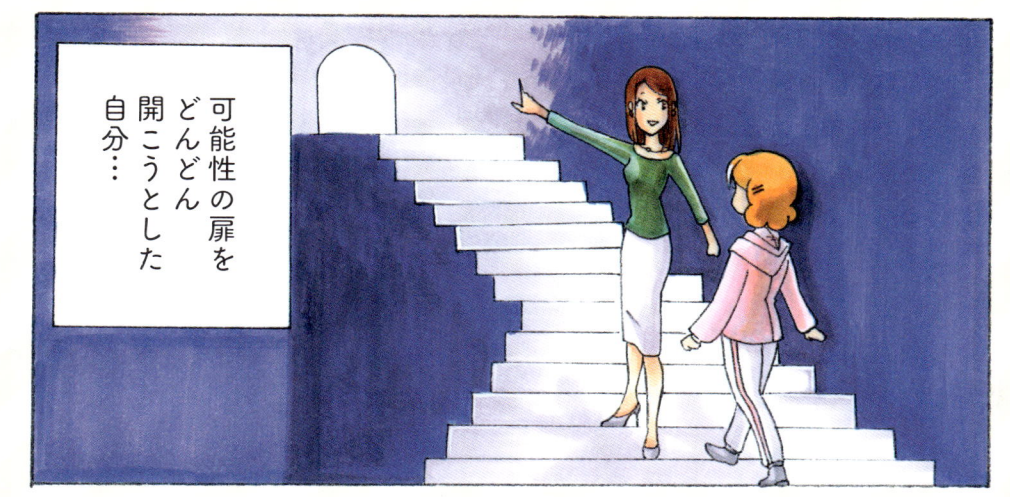

可能性の扉を
どんどん
開こうとした
自分…

おわりに

心と身体は、日常生活のさまざまなことで敏感に連動しています。
その2つのバランスが取れてはじめて、美容・健康そして幸せな人生へとつながります。

この本では、読者のみなさんそれぞれに、
自分の心身に目を向けていただくことを重視してきました。
バストの変動から心(マインド)へと響いていくこと、
自分の現状を知り変化を感じられることが、
幸せな人生へのステップを踏むために必要不可欠だということに、
気づいていただきたかったのです。

心と身体のバランスは、生きていく上でとても大切です。
しかし、大人になってから無我夢中で取り組むことが増えるため、大切な肉体を慈しんだり、
円滑に過ごすために日々尽くしている心に感謝する余裕がなくなってしまいがちです。
この本を読んでそれに気づいていただくことで、
自分とうまくつき合っていくために心身のバランスをどう取っていくか、
考えるきっかけになれたら嬉しいです。

また、身体のことを今さら誰かに聞くのは恥ずかしい…

などと人知れず悩んでいるたくさんの女性たちに、

私の経験からつちかったテクニックがお役に立てたら、何よりも幸せです。

今回、それを本という形で自分の思いとともに発信することができ、

私の夢もひとつ叶いました。

自分の主体性や意思を持ちそしてコツコツ努力をすることで、

トラウマでもあった文章を克服する喜びも感じました。

一方で、苦手なことと向き合えば向き合うほど、

日々の生活の中でわかりやすいくらいにバストのかたさや形の崩れを体感しました。

自分がそれを体感することで、物事のとらえ方やスタンスが身体に与える影響を実感し、

本の内容を再確認する結果となりました。

それは読者の方にも、心身のバランスを取りながら行うストレッチの効果を

感じていただける！ と実感した喜びの瞬間でもありました。

みなさまにも「自分を大切にできるからこそ感じられる女性としての幸せ」を実感し、

笑顔があふれる日々を過ごしていただけることを願っています。

最後に、この本を読んでくださった読者のみなさま、

本を出版させていただくことにともないお力添えいただいた

たくさんのスタッフの方々に、感謝を申し上げます。

みなさまの優しさを感じながら本の出版を実現することができました。

心より、ありがとうございます。

田家麻生

STAFF

マンガ
加ヶ美敬子

カメラマン
みてぃふぉ

ヘアメイク
hitomi andoh

Special Thanks
YUKARI
HIROKO

12週間のマシュマロ美乳ストレッチを動画でご確認いただけます
QRコードからアクセスしてください。

動画でcheck!

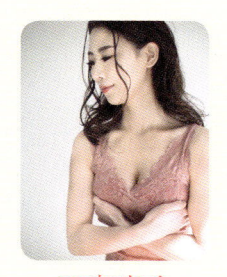

田家麻生
たいえ・まき

バストアップ研究家。
自分の身体へのコンプレックスを解消するために美容を追求しはじめる。
エステや整体、ヨガ等あらゆる美容健康法、およびヒーリング、自己啓発等
メンタル強化のメソッドを学び、それらを融合した独自の施術技術を生み出す。
現在は都内で美容サロン「yvesjubilee（イヴジュビリー）」を経営。
その効果が口コミで広がり、モデルや女優、アナウンサーなど
幅広い職業の女性に支持を受けている。
後進を育てながら今も自ら現役で施術を行う。
すべての女性の夢を叶え、幸せに導くことを目標にしている。

Blog
https://ameblo.jp/taie-maki/

Instagram
mak11kam［mental］［fashion→Bstyle］
maki.taie［マシュマロバスト先生］

yvesjubilee
イヴジュビリー

Mail
yvesjubilee@gmail.com

Blog
https://ameblo.jp/yves-jubilee/

Twitter
@yvesjubilee

Instagram
yves_jubilee

1日2分でマシュマロ美乳！

2018年5月6日　第1刷発行

著者
田家麻生

装丁
小沼早苗[Gibbon]

本文設計・DTP
小沼宏之[Gibbon]

編集
齋藤和佳

発行人
堅田浩二

発行所
株式会社イースト・プレス
〒101−0051
東京都千代田区神田神保町2-4-7 久月神田ビル
TEL03-5213-4700　FAX03-5213-4701
http://www.eastpress.co.jp/

印刷所
中央精版印刷株式会社

ISBN978-4-7816-1656-8 C0077
©Maki Taie 2018
Printed in Japan

＊本書の内容の一部あるいはすべてを無断で複写・複製・転載・配信することを禁じます。